だいわ文庫

50歳からは炭水化物をやめなさい

病まない・ボケない・老いない腸健康法

藤田紘一郎

大和書房

はじめに
人の体は50歳を境に大きく変わる！

今、日本では「百寿者《ひゃくじゅしゃ》」と呼ばれる100歳以上の高齢者の数が年々増加しています。2015年には六万人を越える人が百寿者と認定されるようになりました。

驚くべき数字です。

確かに日本人の寿命は延びました。世界有数の長寿国です。

しかし、それを喜ぶ声はあまり聞かれません。というのも、百寿者の100倍近くにあたる約五五〇万人もの人が、介護を受けている現状があるからです。寿命は延びても、元気に生活している高齢者はそんなに多くないのです。

元気に動けないのだとしたら、いくら長く生きても人生の充実度はどうでしょう。少子高齢化が進む現代の日本では、自立したお年寄りが少ないということは大変大きな問題になっています。

しかし本来、人間には100歳まで元気に生き続ける遺伝子が備わっているということをご存じでしょうか。

しかも、生き方しだいでは寿命を125歳まで延ばすこともできるのです。

もちろん、介護されて長生きするのではありません。自立した生活を送りながら、社会の支え手の一人として、元気に125年の人生をまっとうするための方法があるのです。

その秘訣こそ、「50歳からは食べ方を変える」ということです。

というのも、人間の体は50歳を境に大きく生理機能が変わるということが、明らかになったからです。この事実によって、なぜ「がん・心筋梗塞・脳卒中・糖尿病」の四大疾病の患者が50歳を境に急増するのか、その理由もわかりました。

人間の寿命を決めているのは、「ミトコンドリア」「テロメア」「長寿遺伝子」「腸内細菌」という、人体に存在する微小の物質たちです。

これらの物質は、すべての人の体の中に備わっていて、私たちの食生活に影響されながら人間の生理機能を維持しようと働いています。

これらは生まれたときから働いているのですが、なかでも「ミトコンドリア」と「長寿遺伝子」は、50歳を過ぎないと活性化できないということが最近わかったのです。

また、病気になりやすい人と健康でいる人の「病気のリスク遺伝子」を比べてみたところ、まったく同じであることもわかりました。

つまり、病気になるかどうかも、遺伝ではなく、日々の生活の中でこれらの四つの物質をうまく活性化できるかどうかにかかっているのです。

逆にいえば、50歳を超えたらそれらの物質を活性化する食生活を送ることで、「病まない」「ボケない」「老いない」長寿人生は、誰にでも実現できるということです。

本書では、第1章で「ミトコンドリア」、第2章で「テロメア」、第3章で「長寿遺伝子」、第4章で「腸内細菌」をテーマとし、順々に不老長寿の方法をお話ししていきます。

不老長寿は、自分の力で達成できるものです。

人生は楽しむべきものであり、年を重ねるのは、本来とても喜ばしいことです。

人生125年、ぜひ本書での四つの物質を慈しむ生活を理解し、元気にエネルギッシュな長寿人生を謳歌しましょう。

50歳からは炭水化物をやめなさい

［目次］

第2章 寿命の回数券「テロメア」に効く食べ物

第3章　長寿遺伝子をオンにする食べ方

第4章 腸と心を充実させると、人はボケない

第1章

50歳からは、食べ方を変えなさい

人間の寿命はもともと100歳に設定されている

本書では、125歳まで元気に生きる方法をお伝えします。

私がそういうと、たいていの人はこう答えます。

「別に125歳まで生きたいとは思いません」

しかし、みなさんはこうも考えているでしょう。

「ボケたり、寝たきりになったりせずに、10年後も元気に社会で活躍していたい」

50代の人も、60代の人もそうならば、90歳になってもやはり思うのです。

いざ10年後がやってきたとき、「ここで人生を終えて、十分満足だ」と目を閉じることのできる人が何人いるでしょうか。いつまでも、元気に社会で活躍し続けたいと願うことは、人間の本能のようなものです。その思いは、何歳になっても変わりません。

私だってそうです。125歳まで元気に生きる方法をみなさんにお知らせするのですから、125歳まで現役であり続け、社会に貢献するような生き方をしたいと思って日々活動しています。

みなさんが未来に不安を抱えるのは、「ボケる」「老ける」「病に倒れる」という暗いイメージがつきまとうからでしょう。しかし、「健康でいられるかどうか」という心配は、正しい知識とそれにともなう生活習慣を身につければ、解消できます。

人間には本来、100歳まで元気に生き続ける遺伝子が備わっています。

しかも、上手に生きていけば、寿命を125歳まで延ばす方法がわかっているのです。その不老長寿の方法を、本書では解き明かしていきます。

現在は、健康ブームを通り越し、みなさんの関心は、「元気に若々しくあり続ける」というアンチエイジング法に大きく移行しています。

その中には、センセーショナルであるものの根拠に乏しく、ある一定の人には該当しても、それ以外の人には該当しないという情報も珍しくありません。

そうした点々と分散された健康情報を一本の線につなぎ、不老長寿の生き方に役立つ指針をご説明していきましょう。

本書によって、あなたはご自身の健康に必要なものを、自ら選ぶことのできる基準を持てるようになるはずです。

◎——あやしいアンチエイジング法に惑わされない

人体は「二つのエンジン」で動いている

不老長寿の生き方において、第一に重要なのは「食べ方」です。

私たちが話したり、歩いたり、考えたりできるのは、酸素や食べ物などを取り込み、体内でエネルギーをつくっているからです。

そのエネルギーを生成するエンジンは、二種類あります。この二種類のエンジンは同時に働くものですが、メインとサブに分かれており、ある年齢を境にメインが入れ替わるということがわかりました。

その年齢こそが、50歳前後だったのです。

ですから私たちは、50歳になったら、エンジンの燃料となる「食生活」を大きく転換する必要があるのです。

その二つのエンジンとは、「**解糖エンジン**」と「**ミトコンドリアエンジン**」といいます。

「解糖エンジン」は、**糖分を燃料としてエネルギーをつくるエンジン**。主に炭水化物を糖に変え、瞬発力のある動きをしたり、皮膚や粘膜、骨髄の細胞の材料をつくり出します。

もう一つの「ミトコンドリアエンジン」は、**酸素を燃料としてエネルギーをつくり出します**。こちらは、瞬発力は弱いのですが、持続力に優れ、心臓や脳の神経細胞など、持続してエネルギーの必要な部位への供給を担当しています。

このように、人間の体は二つの異なるエンジンからなる、ハイブリッドエンジンを搭載していたのです。

◎二種類のエンジン

	「解糖エンジン」	「ミトコンドリアエンジン」
場所	細胞質	ミトコンドリア
体温	32～36度で活発に動く	37度で活発に動く
紫外線・放射線	必要無し	適度に浴びると活発化する
供給される細胞	白筋細胞、精子、皮膚細胞、粘膜上皮細胞、骨髄細胞、その他	赤筋細胞、脳神経細胞、心筋細胞、卵子、肝細胞、その他

参考：安保徹 『免疫進化論』（河出文庫）より

このハイブリッドエンジンは、若いときには「解糖エンジン」がメインで働いていますが、やがて「ミトコンドリアエンジン」へと移行します。

この切り替わる時期が、だいたい50歳なのです。

◎——50歳になったら、食生活を見直す

若いときは「炭水化物」が重要なエネルギー源

少し前、若い人の間で「炭水化物抜きダイエット」が大変に流行ったことがありました。「炭水化物を一切とらなければ他は何を食べてもいい」という手軽さが魅力に聞こえたようですが、実際にこれをやった若い人に聞いてみると、ふらふらになって、3日ももたなかったと言っていました。

それもそのはず。**若いときに体を動かす燃料となるのは「糖」なのです。**そして、「糖」とは甘い物だけでなく、炭水化物を分解してつくられているのです。炭水化物をとらなければ、他の栄養をとっていたとしても、エネルギーが湧かないのは当然のことです。

疲れたときに甘いもの（糖質）を少し口にすると、「さあ、がんばろう」と瞬間的に気持ちが動くのも、「解糖エンジン」がすぐに動いて、エネルギーがつくられるからです。

「解糖エンジン」では、糖質を分解する化学反応によってエネルギーをつくり出します。特徴は、必要に応じて瞬間的にエネルギーを生み出すことです。

若く活動的なときには、瞬発力に長けた「解糖エンジン」がよく動きます。ですから、「解糖エンジン」の原料となるものを食べる必要があります。ご飯やパンなどの穀類やいも類には炭水化物が豊富に含まれ、炭水化物にはでんぷんなどの糖質が多く含まれます。

「炭水化物は太る」というイメージを持つ人が多いようですが、若い体は毎食きちんと食べる必要があります。若い人が「炭水化物抜きダイエット」を長くやるべきではありません。全体のエネルギー量が減り、活力を保てなくなります。

なお、精子や骨髄細胞、皮膚、筋肉など、分裂のさかんな細胞は、解糖系のエネルギーによって活動しています。

38億年の進化の歴史をたどれば、私たちの祖先となる生物は、無酸素と低温の環境に生きていた単細胞生物でした。強力な放射線に地球がさらされ、生物は深海でしか生きられないという、過酷な環境の中でつくり出されたのが「解糖エンジン」です。ですから、**「解糖エンジン」は低酸素・低体温の環境でよく作動します**。

精子の数を増やすのに「金冷法」（睾丸を冷やす健康法）がよいのは、精子が解糖系のエネルギーを使ってつくられているから、低温でよく作動するため。ちゃんと根拠のある話だったのです。

◎——40代までは炭水化物を食べないとダメ

50歳以上は「糖質」が栄養にならない

50歳以上の人のメインエンジンとなるミトコンドリアとは、細胞内にある小さな器官の一つです。一つの細胞の中には、数個から数千個という数のミトコンドリアが存在しています。

ミトコンドリアの最大の役割は、酸素を吸ってエネルギーを生成することです。「解糖エンジン」と違って、**糖質が燃料にならない**のです。私たちが大気から吸い込んだ酸素は、血液を介して細胞内のミトコンドリアに届けられます。ミトコンドリアは、その酸素を使ってエネルギーを生成しています。

「ミトコンドリアエンジン」は、地球上が酸素に覆われ、表面温度が高くなる中で築かれたエネルギー系です。ですから、酸素が豊富で体温が高い状態でよく動きます。そのため、**50歳以上の人は体を冷やさないようにして、できるだけ体温を高く保ち、酸素をたくさん吸い込むような体の動かし方がいい**といえるでしょう。高齢者に太極拳やヨガなどがいいとされるのも、こうした体の仕組みを知れば納得のいく話です。

また、「ミトコンドリアエンジン」には「解糖エンジン」のような瞬発力はありませんが、**長時間継続して膨大なエネルギー生成をできる持続力があります**。酸素の燃焼という生成法によって、解糖系よりはるかに効率的にエネルギーを生み出せるのが特徴です。

なお、心筋細胞や脳細胞など持続的に動き続けなければならない細胞は、年齢にかかわらず、主にミトコンドリア系からエネルギーの供給を受けます。

ちなみに、卵子もミトコンドリア系です。たくさんの数が必要な精子と、受精後、その一つが正確に分裂される卵子とでは、必要となるエネルギー生成系が異なるのです。

ところで、「ミトコンドリア・イブ」という話をご存じでしょうか。全人類の母系の祖先は、ミトコンドリア・イブと呼ばれています。

人の遺伝子は、核の内部にある染色体によって伝承されていることは知られていますが、ミトコンドリアの内部にも、それと異なる「ミトコンドリアDNA」が存在しています。

しかし、男性のミトコンドリアはすべて受精卵の中で食べられ、女性のミトコンドリアだけが遺伝されているのです。そのため、女性でしか祖先のミトコンドリアはたどれません。

ちなみにミトコンドリア・イブは20万年前のアフリカの女性であると考えられています。

◎──心臓や脳の細胞は、「酸素」で動く

糖質をとり過ぎると、老化が加速する

若いときと50歳を過ぎてからでは、メインとなるエネルギーの生成系とその原料が、違ってくることがおわかりいただけたでしょうか。

通常は、食べたものが体温を保ったり、体を動かしたりするエネルギーになると考えられています。

「解糖エンジン」がメインで動く若い頃は、確かにそのとおりです。エネルギーは糖質の分解によって生成されていますから、使われる分だけの糖質をとる必要があります。

しかし、50歳以降は違います。**50歳から必要なのは、酸素です。**もちろん、「解糖エンジン」の働きがいっさい止まるわけではありませんが、毎回の食事でとるほどの糖質は必要としません。

50歳を超えても糖質を必要以上にとっていると、体に困ったことが起こりま

す。「解糖エンジン」が再び活発に動き出してしまうのです。メインエンジンが切り替わったはずの年齢で「解糖エンジン」が活発化すると、「ミトコンドリアエンジン」がうまく働けなくなるのです。

「ミトコンドリアエンジン」は、酸素を主燃料とするので、多くの酸素を取り込んでいます。しかし、「解糖エンジン」に邪魔をされ、「ミトコンドリアエンジン」に支障をきたすと、**取り込んだ大量の酸素が活性酸素に変わってしまいます**。

活性酸素は、人間の体に起こる病に深く関与する非常に強い物質です。非常に酸化力が強くすべての細胞を酸化させ、傷つけます。酸化とは、サビることです。細胞に致命傷を負わせ、そこから病気となる細胞をつくり出し、病気の細胞を増やしてしまうのです。これが、老化につながるのです。

50歳を過ぎたら、必要以上の糖質は控えるべきです。日本の食事は主食、主菜、副菜、汁物で構成されますが、主食のご飯や麺類には糖質が多く含まれます。

50歳からは、主食はとらなくても大丈夫です。

そうして「解糖エンジン」の動きを抑え、「ミトコンドリアエンジン」を優位に働かせることが、50歳以降をエネルギッシュに生きるうえで必要なことなのです。

◎——50歳を過ぎたら「主食」は食べなくていい

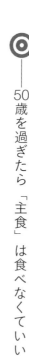

「がん細胞」が動き出す食事

近年の研究により、**老化や病気のほとんどは活性酸素が関係している**ことが、明らかになっています。

今、日本人の健康を害する四大疾病は「がん・心筋梗塞・脳卒中・糖尿病」です。50歳を超えた中高年の多くの人が、このいずれかの徴候があるといっても過言ではありません。その**四大疾病のすべてに、活性酸素が関係している**といったら、ことの重大さがおわかりいただけるでしょう。

四大疾病患者の増加は、メインエンジンがミトコンドリアに移ったのちも、「解糖エンジン」を活発に動かし続けている食生活に原因があると私は考えています。

とくにがん細胞は、正常細胞の遺伝子に傷がつくことによって生まれます。**細胞を傷つけるのは活性酸素です。**私たちの体内では、日々三千〜一万個近くものがん細胞が出現しています。

しかし、日々出現するがん細胞が、ただちにがん組織になるわけではありません。私たちの免疫システムが、毎日現れるがん細胞を見張って攻撃し、増殖して進行がんと化すのを防いでくれているからです。

免疫システムとは、病原体から体を守ったり、かかった病気を治そうとしたりする人体内の働きのことです。このシステムがしっかり働かない状況が続くと、免疫力が落ち、がん細胞は無限に分裂・増殖を繰り返すようになります（免疫力を高める方法については、第4章にて詳しくお話しします）。

がんの死亡率は、50歳を過ぎた頃から急激に増え、高齢になるほど高まります（グラフ参照）。50歳を過ぎたら、がんの罹患《りかん》は人ごとではなくなります。

2012年の3月、『免疫革命』の著者として知られる安保徹新潟大名誉教授と、名古屋で開催された「ミラクルワールド　予防医学フォーラム2012」にて講演を行いました。その中で、安保教授は「がん細胞は先祖返りした細胞」であり、体内を低体温・低酸素の環境にしたために、古《いにしえ》の細胞に戻った結果だと話されていました。

　はるか昔、私たちの祖先である生物は、無酸素と低温の環境にて「解糖エンジン」を働かせて生きていました。そんな過酷な環境にあっても、さかんに血管を伸ばし、栄養をとっていた細胞があります。その生命力旺盛な細胞こそが、がん細胞だと、安保教授はいいます。

がん細胞の増殖を防ぐには、私たちの体内をがん細胞が喜ぶ環境にしないことが重要です。

　がん細胞は、古代の環境で生き延びてきた細胞であり、「解糖エンジン」のもとで優位に働きます。「解糖エンジン」

◎年齢別ガンの発生率（人口10万人に対して／2007年）

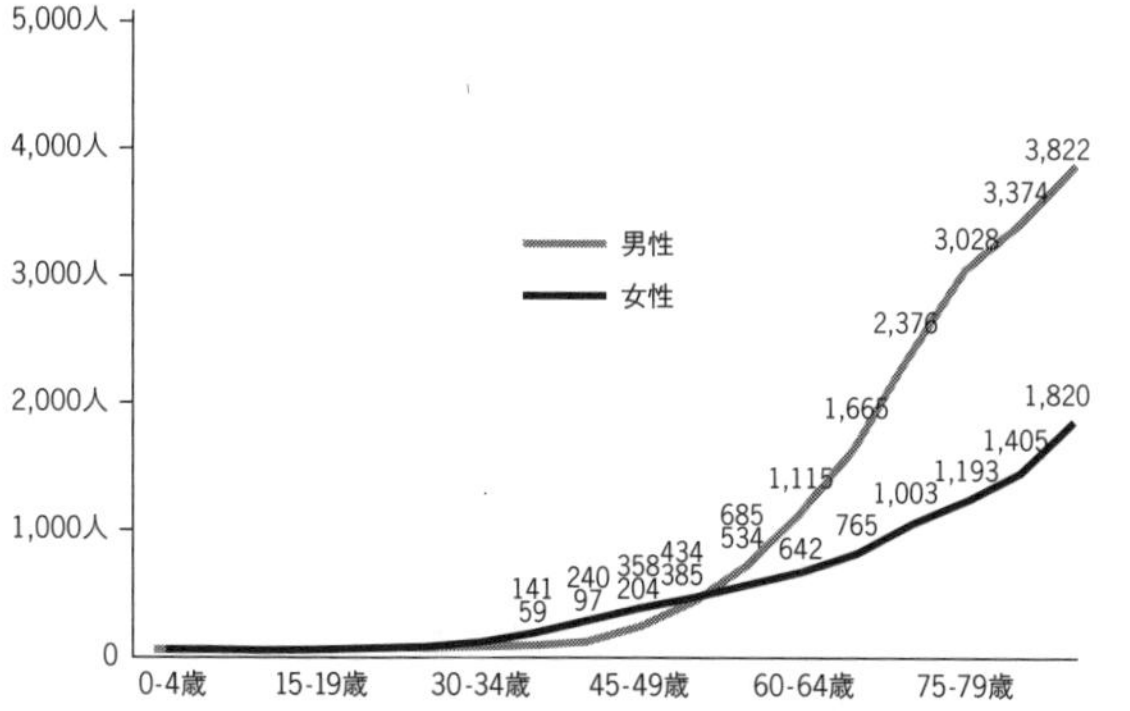

データ：国立がん研究所センターがん対策情報センター　2012年

は、高糖質・低体温・低酸素の三拍子がそろうと活発化します。ですから、**50歳からのがん予防には、第一に糖質の豊富な食品を控え、「解糖エンジン」の働きを抑えること**です。

50歳を過ぎたのち、「解糖エンジン」の働きを抑えられれば、活性酸素の発生を減らすこともできます。

実は活性酸素は、免疫システムの一つです。体内に病原体など敵と判断される異物が侵入してきたとき、体内では活性酸素が大量に放出され、その強力な酸化力で敵をやっつけるのが、本来の役割です。

ところが、**強力な酸化力は敵だけでなく、自らの細胞も傷つけてしまうのです**。活性酸素が免疫システムの一部である以上、発生をゼロにすることはできません。しかし、生活の工夫によって無駄な活性酸素の発生をできるだけ防ぎ、病のもととなる細胞を生み出す確率を減らす努力はできます。

その生活改善の一つであり、最大の効力を発揮する対策が、「50歳からは『解糖エンジン』を活発にしない」ことなのです。

前項で述べたように、**「解糖エンジン」は糖質が入ってくると、瞬間的に動きます**。

50歳を過ぎてから、一日三食、炭水化物たっぷりの主食をとり、「解糖エンジン」を常に活性化させていれば、「ミトコンドリアエンジン」に誤作動を起こさせ、活性酸素を大量に発生させます。

毎食白いご飯を食べることは日本人としてあたりまえの食習慣ですが、それががんの発生にまでつながる大問題になりかねないのです。

◎――50歳以上の人は、糖を控えればがん予防にもなる

動脈硬化は「コレステロール」だけでは起こらない

中高年になってくると、心筋梗塞・脳卒中も非常に気がかりな病となってきます。

近年は医療の発達のおかげで、治療が早期であれば、命は助かることが多いでしょう。しかし、程度の差はあれ、後遺症が残ることがあります。後遺症が重ければ重いほど、自分らしい生き方を取り戻すまでに、大変な時間と労力が必要となるでしょう。

心筋梗塞や脳卒中は、血管が詰まったり、やぶけたりする病です。これらの発症にも、やはり活性酸素が悪さをしていることがわかっています。

心筋梗塞や脳卒中の直接的な原因は、動脈硬化です。動脈硬化とは、コレステロールや中性脂肪などの脂質が動脈に溜まり、動脈を硬くしたり血液の通り道を狭めたりする症状です。この症状が進めば血管はもろくなり、詰まりやすくなります。心臓や脳でそれらの症状が起こると、私たちの生命は致命傷を負うことになるのです。

そのため、心筋梗塞や脳卒中の予防というと、コレステロールなど脂質のとり過ぎが常に問題視されます。ただし、コレステロールと一言でいっても、善玉コレステロールと悪玉コレステロールがあることは、みなさんもご存じでしょう。

善玉は、体内に溜まったコレステロールを排除し、動脈硬化を防ぎます。悪玉は、コレステロールを体内に供給する役目があります。悪玉が体内で増え過ぎると、コレステロールが血管に溜まり、動脈硬化を引き起こします。中性脂肪の増加も悪玉コレステロールを増やす一因です。

ただし誤解してはいけないのは、**悪玉コレステロールや中性脂肪そのものが、ただちに動脈硬化を起こすわけではありません。**両者は体にとって重要な働きを担っています。

悪玉コレステロールと中性脂肪は、活性酸素と結びつくと、過酸化脂質へと変性します。この過酸化脂質こそが、血管を傷つけたり、ボロボロにする張本人なのです。

悪玉コレステロールは「悪玉」という名前がつけられてしまったために、大病の原因とされがちです。しかし、悪玉コレステロールが悪さを始めるのには黒幕がいます。

それこそが、活性酸素なのです。無駄な活性酸素を体内で増やさないためには、50歳以降はミトコンドリアをしっかりと働かせることが第一です。糖質を控えることは、心筋梗塞や脳卒中の予防にもつながるのです。

◎──悪玉コレステロールや中性脂肪は単独では有害にならない

「カロリー制限」しても糖尿病は治らない

活性酸素の影響は、これだけに留まりません。国民病の一つにも数えられる糖尿病のおおもとにも、やはり活性酸素の影響があります。

現在、糖尿病患者は、その予備軍も含めると全国に二〇五〇万人いると推定されています（２０１２年度）。**日本人の約五人に一人は糖尿病という驚くほどの数です。**

糖尿病とは、ご存じの方も多いと思いますが、体の細胞にブドウ糖がうまく供給できなくなり、血液中のブドウ糖の量（血糖）が一定量以上増えてしまう病気です。

原因は、インスリンというブドウ糖をコントロールするホルモンが不足することです。インスリンがたりなくなると、ブドウ糖が細胞に供給されにくくなってしまうのです。

こうした糖尿病の発症に、活性酸素はどのように関与しているのでしょうか。

インスリンを生成するのは、すい臓のランゲルハンス島という部位にある細胞です。この細胞は、活性酸素の攻撃に弱いという性質があります。**体内に活性酸素が増えると、細胞がダメージを負い、インスリンの生成量を減らしてしまう**のです。

こんな説明をする私も、医者として恥ずかしながら、過去に二度、重度の糖尿病を患った経験があります。

一度目は約15年前でした。私は、以前、毎夏インドネシアへ医療調査に通っていました。28歳の頃から夏がくるたびにインドネシアへ渡っていましたから、もう約50年も続けていたことになります。

インドネシアの夏は湿度が低くカラッとしていますが、日中の気温は30度を超えます。15年前の夏には、長期にわたる調査活動を行いました。暑いさなか、毎日激しく活動しており、汗っかきの私は脱水症状を防ごうと、朝に夕にスポーツドリンクでのどを潤していました。

そんな生活を1週間続けていると、腹囲の脂肪が急激に落ち、腕も細くなってきました。体重も5キロ以上減っています。尿がやけに泡立っているので、舐めてみると、甘いのです。慌てて血糖値を測ると、空腹時でなんと500mg／dL（正常値100mg／dL未満）に上がっていました。

いわゆる**ペットボトル症候群**です（ペットボトル症候群とは、スポーツドリンクや清涼飲料水などを大量に飲み続けることによる急性の糖尿病のこと）。清涼飲料水の中には、私たちが考えている以上の糖が含まれます。それは、スポーツドリンクも一緒です。熱中症予防とはいえ、スポーツドリンクを飲み過ぎていた私の体は、糖質過多に悲鳴を上げていたのです。

帰国後、私は糖尿病専門医による徹底的な食事療法を、ただちに始めました。

日本糖尿病学会が推奨する食事療法は、エネルギーの約六割を糖質から摂取するという、高糖質低カロリー食です。この食事療法では、私の高血糖は思うように改善されず、インスリン療法を行ったところで、血糖値はようやく落ち着きました。

ところが、5年前の夏、体重が再び急激に減少してきたのです。空腹時血糖は450mg／dL、糖尿病の再発でした。「なんでこんなに忙しいのだろう」と、ついぼやいてしまうほどの忙しさと、夏の暑さからくるストレスが引き金になったのだと思います。

この頃の私は、食事のたびのカロリー制限にイライラしながらも、確かに高糖質低カロリーを厳守した食事を実践していました。ステーキなどの脂質の摂取は

◎糖質制限食前後の変化（著者の場合）

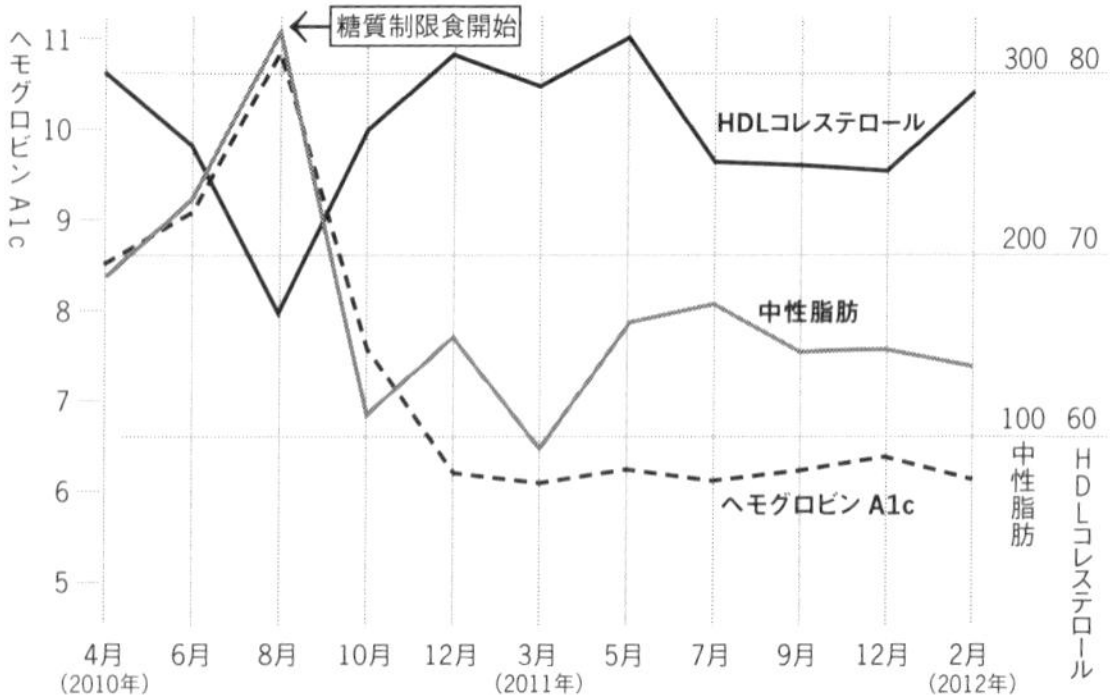

極力控え、摂取エネルギーの約六割は白米や麺類などの糖質に当てていたのです。

しかし、糖尿病は再発しました。私は、気になることがあれば、自分の体を使ってでも研究せずにはいられないたちです。

「このまま人まかせの治療法ではいけない」と研究を始め、たどりついたのが、「50歳前後に、人の体はメインとなるエネルギー生成系が切り替わるため、エネルギーの摂取方法を変えなければならない」という答えでした。

自分ではいくら若者のつもりでいても、体はすでに解糖系からミトコンドリア系に切り替わっていました。**私の体にすでに糖質は不要なのです。**

このことに気づいたとき、私は糖質の摂取をいっさいやめてみました。すると、**血糖値はみるみる正常範囲に落ち着き、中性脂肪も減った**のです。その結果を前ページのグラフに表しています。

◎——糖質の摂取をやめれば、糖尿病は改善する

「白米」「パン」「うどん」は50代以上には御法度！

日本糖尿病学会推奨のカロリー制限食では、人が活動するエネルギーを確保するために、糖質もきちんととるべきだと指導します。

しかし、その指導には、「若者と中高年では、メインとなるエネルギー生成系がすでに違っている」という大前提が抜け落ち、**若者の体も中高年の体も一律に捉えられています**。

これはあらゆる健康療法やダイエット理論に通じる問題点だと私は考えています。

「解糖エンジン」がメインの若者の体には、エネルギー生成の燃料となる糖質が確かに必要です。しかし、50歳を超えても高糖質の食事を続けていると、体内から発生した大量の活性酸素に細胞や組織が傷つけられ、四大疾病をはじめとする多くの病のもとがつくられ、**老化した細胞も増えていきます**。

50歳を過ぎた頃から病に倒れる人が多くなるのは、メインのエネルギー生成系が切り替わったのちも、変わらず高糖質の食生活を続けていることに一因があると私は考えています。

50歳を過ぎたら、糖質をとる必要はなくなります。こんなことをいう私も、もともとは白米もパンもラーメンも大好きです。しかし、二回目の糖尿病の治療中は、主食をとることをいっさいやめました。糖尿病を克服してからは、朝と夜は主食を抜き、昼食はお楽しみ程度に五穀米や玄米を少量だけ食べます。

五穀米や玄米など全粒穀物は、食物繊維が豊富であり、血糖値をいっきに上げる心配がありません。**食物繊維のおかげで糖質の吸収がおだやかになる**ため、「解糖エンジン」が瞬間的に動き出すのを防げます。主食をとるときにはこうしたものを選び、少量だけ楽しむようにします。一方、白米やうどん、パンなど白く精製された食品は避けます。

これまで高糖質の食事を続けてきた人は、ご飯をやめることに不安を感じるかもしれませんが、イモ類や豆類など、でんぷん質の多い野菜にも糖質は豊富です。イモ類や豆類は食物繊維が多く、糖の吸収がおだやかですし、腸の健康に必要不可欠な食品ですからとくに控える必要はありません。

これらを食べていれば、ご飯を食べずとも、糖質不足の心配はなくなります。大事なのは、「解糖エンジン」を瞬間的に働かせるような、白く精製された糖質を避けることです。

◎——50歳を過ぎたら、お楽しみ程度に五穀米や玄米を

「多すぎる糖質」は脳もボケさせる

「糖質をやめると、頭がボケる」と反論する人がいますが、これは誤りです。「脳の唯一の栄養は、ブドウ糖だ」というのがこれまでの常識に基づいた考え方だと思われるでしょうが、**糖質を制限しても、頭がボケることはありません**ので、心配はいりません。

現に私は75歳を過ぎた今も、毎日大忙しです。自分の研究や執筆活動、講演活動のほか、毎日のように雑誌や新聞の取材が飛び込んできます。糖質を極力控えた食生活に変えてからは、そんな多忙な日々を、むしろ精力的にこなせるようになっています。

5年前、私が糖尿病を再発させる前、私も「脳の唯一の栄養はブドウ糖」という一般常識を信じて疑いませんでした。

これでも知的労働者のはしくれと自任しているので、脳に十分な栄養を補給しなければと思っていたのです。全体の摂取エネルギーを抑えておけば大丈夫と、エネルギー量の高い肉類は極力避ける一方で、糖質もしっかりととっていました。

しかし、結果的に糖尿病は再発しました。このとき、体内の活性酸素量もかなり増やしてしまっていたはずです。

活性酸素は、認知症の発症にも深く関与しています。認知症の原因はさまざまですが、患者数の最も多いのは、「アルツハイマー型認知症」と「脳血管性認知症」です。

アルツハイマーは、脳の細胞が変性して起こります。近年の研究により、脳内に溜まった活性酸素が、アルツハイマーを起こすことがわかっています。また、脳血管性認知症は、脳卒中など脳の血管に障害が起こり、それが起因して発症する疾患です。脳卒中の発症には、活性酸素が関与していることは前述したとおりです。つまり、ボケない頭をつくるには、体内から放出される活性酸素の量を増やさないことこそ重要なのです。

それには、50歳を過ぎたら「ミトコンドリアエンジン」が順調に働けるよう、主食となる精製された白い食品などの糖質の摂取を極力控えることが大事です。いってしまえば、**糖質制限食は、四大疾病だけでなく、ボケも防いでくれる健康法**なのです。

では、50歳を過ぎたのち、脳は何を栄養にして働くのでしょうか。

脳の細胞にも、ミトコンドリアがあります。それらの細胞は、ミトコンドリア系によって生成されたエネルギーを使って活動するようになります。すなわち、**脳にとっては酸素こそが不可欠**なのです。

◎――脳は酸素を主燃料に働く

「ラドン温泉」が健康にいい理由

秋田の玉川温泉や鳥取の三朝《みささ》温泉、新潟の村杉温泉などは、古くから湯治場として知られてきました。共通するのは、「ラドン温泉」であることです。**ラドン温泉には、放射性物質の一つであるラジウムが含まれています。**日本には、各地に放射能泉があり、病気を癒す温泉として愛されてきた歴史があります。

では、なぜラドン温泉のような放射能泉が人の体を癒すのでしょうか。これにもミトコンドリアが関係しています。

地球に最初の生物が誕生したのは、およそ38億年前。宇宙から注ぐ放射線量がいくらか弱まった頃です。とはいえ、放射線量も紫外線量も生物が生きるには強すぎて、生息できたのは深い海の底でした。

それから10億年ほどたって地球に磁場が形成されると放射線の侵入が抑えら

れ、生物は海の浅瀬に移動し、やがて紫外線を防ぐオゾン層が形成されると、地上に進出してきました。

単細胞生物から多細胞生物が生まれたのは、それからさらに10億年ほどあとのことです。生命の誕生と進化の過程には、常に放射線や紫外線の影響があったのです。

そうしたなかで地上に早くから生息していたのは、細菌・酵母・カビといった原始生命体です。**細菌・酵母・カビは、放射線に強い耐性を持っている**ので、放射線や紫外線の強い過酷な環境の中でも生き抜いてきたのです。

私たちの細胞内に存在するミトコンドリアも、もとはアルファ・プロテオ細菌という細菌でした。この、ミトコンドリアの原型であった細菌も、放射線の関与を受けながら進化してきた微生物です。

現在、放射線は人体を傷つけるものとして、恐れられています。

しかし、生物に対して有害な物質であっても、微量であれば生理機能を刺激し、体に有益に働くことがあります。この作用を**ホルミシス効果**と呼びます。

放射線にもホルミシス効果はあります。

私たちの体に、放射線のホルミシス効果は有効です。**微量の放射線を受けると、ミトコンドリアが刺激され、その働きは活発化される**のです。

ラドン温泉が人々の病気を癒してきた謎は、体を温めることと、微量の放射線によるホルミシス効果にあったのです。

疲労回復や病気の治癒を求めて、ラドン温泉へ行くのは理にかなった健康法です。昔からお年寄りが放射能泉を湯治場として体を癒していたのは、こうした効果により、ミトコンドリアが活性化して、体の生理機能が回復した経験知だったのでしょう。

温泉が健康にいいというのには、ミトコンドリアに謎があったのです。

では、もしも地上から放射線が消えたらどうなるでしょうか。

放射線ゼロの世界とは、死の世界です。地上の生物は死に絶えます。それを証明した実験があります。ゾウリムシを厚い鉛の箱に入れて自然放射線を遮断すると、生育が阻害されます。ところが、その鉛の箱に放射性物質のトリウムを入れると、ゾウリムシがもとのように生育をよくします。トリウムから発せられる微量の放射線がゾウリムシの生態機能を活性化したからです。

これは私たち人類にとっても同じです。

私たちの生態機能はミトコンドリアが生成するエネルギーによって保たれています。そのエネルギー生成力を高めるには、微量の放射線が必要なのです。

◎——微量の放射線は体に必須

毎食の味噌汁が「細胞の自殺」を防ぐ

それではなぜ、放射線がこれほど怖いものとして騒がれているのでしょうか。

被ばくの最大の問題点は、放射線を浴びることにより、体内に活性酸素が発生することです。放射線量が微量ならば、ホルミシス効果によりミトコンドリア活性の上昇に役立ちますが、体内で処理できる範囲を大幅に超えた放射線を受ければ、そのぶん活性酸素の量も増え、細胞が破壊されます。

放射線被ばくで怖いのは、「**もらい泣き現象**」が起こることです。一つの細胞に強力な放射線が当たると、放射線に当たっていない近くの細胞まで同じような反応を示すことを「もらい泣き現象」と呼びます。

一個の細胞に放射線を狙い打ちできるマイクロビームを使った実験では、約一〇〇万個の密集した細胞集団のうち、わずか一個の細胞にのみ放射線を当てました。しかし、その一個の細胞から、隣り合っている細胞にＤＮＡの損傷や染色体異常が次々と起こり、アポトーシス（細胞の自殺）が起こっていきました。これが、「もらい泣き現象」です。

放射線を受けた細胞からたくさんの活性酸素が放出されると、隣り合っている細胞を壊し、その細胞がまた活性酸素を出して隣の細胞を壊す、というように、**活性酸素が細胞を次々に壊していくのです。**

では、私たち日本人は、現在ある被ばくの恐怖から、自分や家族をどのように守ればよいのでしょうか。最も重要なことは、自分や家族の体に、活性酸素に負けないような、しっかりとした修復力を持たせることだと私は思うのです。

日本は、原爆の経験を持つ世界で唯一の国です。広島での原爆後遺症の調査の中で、「**味噌汁を飲んでいた人は、後遺症が軽くてすんだ**」という報告がありました。１９８６年のチェルノブイリ原発事故の際には、ヨーロッパへの味噌の輸出も急増しました。

味噌が放射線障害を防ぐことの真偽を確かめるべく、1995年、広島大学の伊藤明弘教授らは、マウス実験を行っています。その結果を示したのが下のグラフです。エサの種類によって四つのグループにわけたマウスに、放射線（X線）を照射した結果です。小腸の粘膜細胞にどの程度の影響が現れたかを示しています。

放射線の照射量が多くなるほど、普通エサと食塩エサのグループの粘膜細胞は死んでいきました。ところが、**味噌エサを食べていたグループは、放射線量が増えても、粘膜細胞の死亡率は低かった**の

◎小腸粘膜細胞の生存率

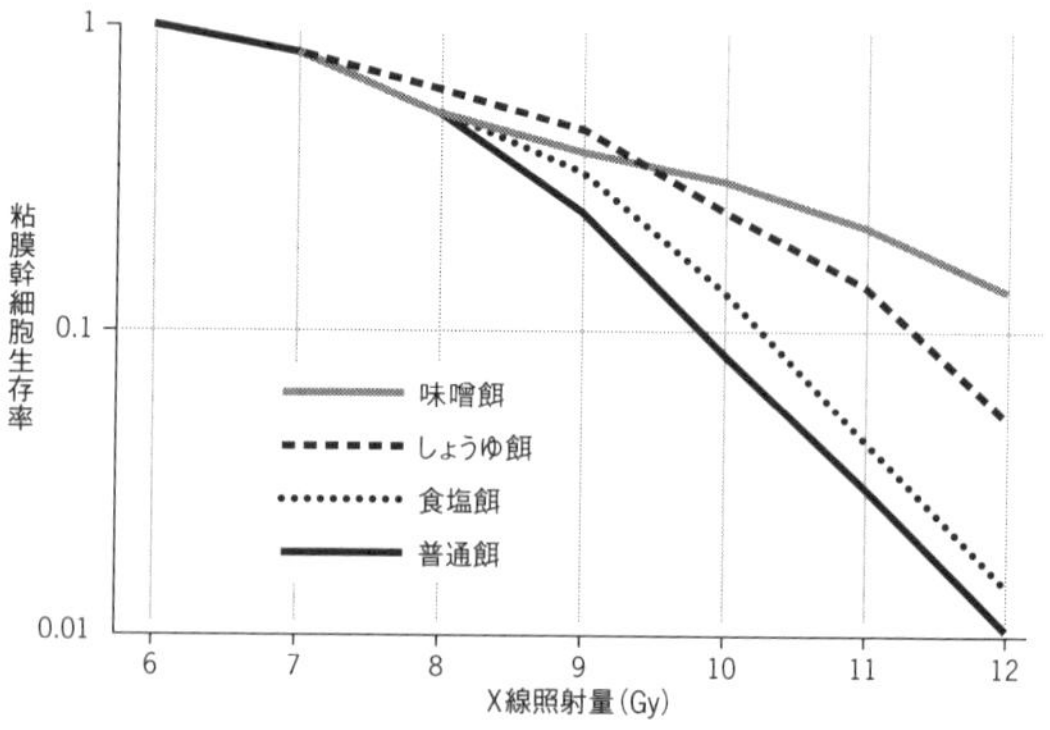

出典：1995年広島大学原爆放射能医学研究所（「タケヤみそ」HPより）

です。

また、醤油エサを食べていたグループも、味噌エサのグループほどではなかったものの、粘膜細胞の死亡率は抑えられていました。

しかも驚くべきは、味噌エサと醤油エサを食べていたマウスの腸粘膜は、**一度は放射線で傷ついたはずが、再生している様子がみられた**のです。

また、伊藤教授は、放射性物質であるヨウ素131とセシウム134をマウスに投与し、体からの排出力も調べています。

結果は、味噌エサのマウスは普通エサのマウスよりも、筋肉中の放射性物質の量が少ないことが示されました。味噌エサのマウスは、放射性物質の排出力にも優れていたのです。

◎——放射線を浴びても負けない体をつくる

「スーパーにある味噌」は生きていない

味噌や醤油を毎日食べることは、放射線に負けない体づくりに役立ちます。

味噌の放射線障害防御作用は、味噌の熟成期間が長くなるにつれて大きくなります。では、味噌や醤油の何が、放射線の害から体を守ってくれるのでしょうか。

答えは、生物の成り立ちを見ればよくわかります。地上に最初に生物が現れた約20億年前、放射線や紫外線はいまだ強く地球に降り注いでいました。このとき、地表に最初に発生した生物は、カビ・酵母・細菌などの微生物です。つまり、これらの原始生命体には、放射線に強い耐性が備わっているのです。

カビ・酵母・細菌の細胞壁には、**β—グルカンと呼ばれる物質が含まれます**。β—グルカンには、強力な抗酸化力があります。それは、カビ・酵母・細菌が、強い放射線や紫外線を受けながら、生き抜いてきたほどの抗酸化力です。この抗酸化力によって、放射線や紫外線を受けて発生する活性酸素を無毒化して、自分を守ってきたのです。

私たち人間は、カビ・酵母・細菌のような強力な抗酸化力を持っていません。ですから、微生物を含むような抗酸化力の高い食品を毎日の食事で体にとり入れることは、活性酸素から身を守ることにつながるのです。

味噌は、酵母を使ってつくる発酵食品です。味噌の熟成期間が長いほど、放射線障害防護効果が高まるのは、発酵菌が大量に増殖しているためです。広島の原爆で味噌汁を毎日飲んでいた人に後遺症が少ないのは、たくさんの発酵菌を体に入れていたからです。

近年**スーパーで売られている味噌は、棚に陳列するため、発酵を止める処理が施されています**。発酵が続いては、品質が保てないからです。ですから、こうした味噌をとるよりも、発酵が続いている味噌を探して食べるほうが効果的です。たとえば、味噌蔵から直接取り寄せれば、生きた味噌を毎日食べることができるでしょう。

したがって、**生きた味噌を毎日食すことは、日々体内に発生する活性酸素の害から細胞を守り、あらゆる病を防ぐことにも役立ちます**。

とくに、メインのエネルギー生成系がミトコンドリア系に移った50歳以上の人の体は、活性酸素を生み出しやすくなっています。味噌のような抗酸化力の高い食品を日常的にとることは、大事な健康法となるのです。

◎——生きた味噌には強力な抗酸化作用がある

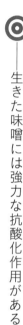

第2章

寿命の回数券「テロメア」に効く食べ物

「人の寿命」はどのように決まるのか？

みなさんは、人の寿命は何が決めると考えますか。病気の有無、遺伝子、生きがい、食事、生活習慣など、さまざまな要素が考えられると思います。なかには、「運命」という方もいるかもしれません。

いずれも、長寿を築く重要な要素ではあります。寿命には、個人差があると思われていますが、実は**誰もが「100歳」という寿命を持って生まれてきている**のです。ただ、「正解」というには答えがたりません。

寿命について正しく理解していただけるよう、簡単にDNAと染色体の話から始めましょう。

私たちの体は、およそ60兆個もの細胞から形成されています。そのほとんどの細胞の中には核があり、核内には遺伝子が連なって、DNAを形成しています。

ＤＮＡは非常に長い分子であり、そのままでは核の中に整然と収めることができません。そこで、特定のタンパク質にＤＮＡを巻き取り、最終的に英字のＸ状の生体物質が形成され、核内に収納されています。このＸ状の生体物質が、染色体です。

染色体の末端には、テロメアと呼ばれる構造体が鞘《さや》のようにかぶさっています。染色体がバラバラとほどけて不安定化が起こらないよう、テロメアが守っているわけです。

テロメアは、染色体の末端にあることから、「末端小粒」とも呼ばれます。またの名は「寿命の回数券」です。実は、**このテロメアの長さが、人の寿命を決定づけている**のです。

人間のテロメアは、誕生時には約1万塩基対あります。しかし、一年平均50塩基対ずつ短くなっていきます。これが約５０００塩基対にまで短縮すると、細胞の寿命がつきます。すなわち、それは「死」を意味します。

単純に計算すれば、1万塩基対のテロメアが年50塩基対ずつ減っていくとして、5000塩基対になるまで100年です。人は病気や事故などで不意に命を落とさなければ、もともと100歳まで生きられる寿命を持って生まれているのです。

しかし、実際には寿命をまっとうできる人は、そう多くありません。なぜなら、日々の生活習慣でテロメアをどんどん短くしてしまっているからです。

◎——人はみな100歳の寿命を持って生まれてきている

寿命の回数券「テロメア」の秘密

私たちの祖先は、もとをただせば海に生きる原核生物でした。その原核生物が数十億年という悠久のときを経て、人間という高等生物へと進化してきました。

しかし、**人はテロメアを持つことによって永久に生きられなくなり、100歳という寿命を持ってしまった**のです。

人の体は、「**神経系**」の制御、「**内分泌系**」の制御、「**免疫系**」の制御という三つの制御系が連動して正常を保っています。

もしテロメアがなければ、どうでしょうか。三つの制御系をつかさどる部位の細胞たちは、永久に生きるために自分勝手に増殖したでしょう。これでは制御不能となります。適正に制御するものがなければ、体の機能は正常に働けないのです。

また、染色体がテロメアを持たなかったら、人間は怪奇な生物になっていたとも想像できます。ホラー映画のようですが、脳や手など使用頻度の高い部位の細胞が制限なく発達して、大きくなったり、数が増えたりして、恐ろしく奇妙な形をしていたかもしれません。

人の体とは、オーケストラのようなものだと私は感じています。60兆個という細胞は、指揮者のタクトに従って一つの個体として動くのです。そのためには、個体が細胞を統制できるよう、テロメアをつくっておく必要があったのでしょう。

つまり、外見も内部も美しく均整のとれた体を私たちが保てているのは、テロメアがあるおかげです。人間が人間として進化するためにテロメアは不可欠だったのであり、**寿命を持つことは免れない運命だった**のです。

テロメアの研究は、１９３０年代から始まり、２００９年にはテロメアの三人の研究者がノーベル医学生理学賞を受賞しています。

テロメアについては、科学の世界では世界最高峰の賞を受けていながら、一般の世界ではほとんど認知されていません。しかし、テロメアを理解すれば、寿命をまっとうする方法が鮮明に見えてきます。

そこで、本章ではテロメアについて考えるところから、不老長寿の方法を探っていくことにしましょう。

◎——テロメアは細胞の指揮者

「早死に」の人が「リスク遺伝子」を持っているワケではない

これまで多くの病気は、生活習慣と遺伝的要因が互いに関与しあって発症すると考えられてきました。そして、100歳以上の百寿者は、病気を起こすリスク遺伝子がないのか、もしくは少ないのだろうと推測されてきました。

しかし、この通説を覆す研究結果が、2010年に発表されています。

現代の四大疾病とは、がん・心筋梗塞・脳卒中・糖尿病です。**中高年で亡くなる人の大半は、これらの生活習慣病を悪化させ、命を落としています。**

一方、百寿者を調べると、がんの経験のある人はわずか10%。二人に一人ががんになると推定されている現代、この数は極端に少ないといえるでしょう。

さらに、心筋梗塞は29%ありますが、糖尿病は6%です。

糖尿病は、遺伝的要因が大きいとされる病です。「たび重なる飢餓に耐えて生き残ってきた日本人の体は、飽食や肥満になりやすく、遺伝的に糖尿病になりやすい」というのは、よく聞く話だと思います。

こうした統計により、百寿者になる人は、生活習慣病のリスク遺伝子がない恵まれた体の持ち主だと考えられてきたのです。

しかし、この通説の是非を問うべく行われた研究の結果が出ています。

がんや心臓病、糖尿病などの生活習慣病である22の主要疾患のうち、30のリスク遺伝子多型《いでんしたけい》の数を、超高齢者群と中高年群を対象に調べたところ、結果は、リスク遺伝子多型の数は、両群でほぼ差がありませんでした。

長寿者も一般の中年者と同じようにリスク遺伝子を持っており、**リスク遺伝子の数の多さが、生活習慣病の発症を決定づけているのではない**と、常識が覆されたのです。

つまり、早死にしてしまう人が特別なリスク遺伝子を持っているわけではないことが明らかになったのです。

◎——寿命と病気のリスク遺伝子は関係ない

「寿命」は自分で決められる

テロメアは、別名「寿命の回数券」と呼ばれています。

人間の体は、１００歳という寿命を持って生まれてきます。**この期限を元気に生き続けられるかどうかは、寿命の回数券と呼ばれるテロメアの使い方しだいです。**

回数券は使い方が荒ければすぐになくなってしまいますが、必要に応じて大事に使うようにすれば、減るのを抑えられます。

テロメアも同じです。テロメアを無視して自分勝手な生活をしていれば、テロメアはどんどん短くなっていきます。しかし、テロメアを慈しむように大事にして生活していれば、短縮をゆるやかにできます。そうやって生きていると、人間の健康寿命は、なんと１２５歳まで延ばせることがわかっているのです。このことから、テロメアは「寿命の回数券」と呼ばれているのです。

こうした仕組みを知れば、寿命とは「運命が決める」というような人まかせのものではないことがわかります。健康で輝き続ける寿命とは、自分自身が決めるものなのです。

では、テロメアの短縮を促すのは、どんなことなのでしょうか。

第一には、細胞分裂です。

テロメアは細胞分裂のたびに、末端から消えていきます。私たちの体は細胞分裂を繰り返しながら生命を維持しています。

また**細胞は、病気によって死滅した細胞を補うときに分裂を速めます**。肥満や高血圧、糖尿病などは、細胞が死滅しやすく、分裂を速める病です。これらの病気が寿命を縮めるのは、細胞分裂がすすみ、テロメアの短縮が加速しやすいことに一因があります。

前述したように、私も重度の糖尿病を二度、患った経験があります。そのときには、テロメアをかなり減らしてしまったことでしょう。

１２５歳まで元気に仕事を続けるためには、残されたテロメアを大事に使わなければなりません。ですから、現在も糖質制限食を続け、糖尿病の再発予防と血圧の安定に意識を働かせています。

テロメアを短縮から守るのは、病気をしないような生活習慣とイコールなのです。

◎——寿命は「運命しだい」ではなく「生活習慣しだい」

「不老長寿」実現のカギは、活性酸素を減らすこと

もう一つ、テロメア短縮のスピードを確実に速めてしまうものがあります。

それは、第1章でも大きく取り上げた「活性酸素」です。

テロメアを形成しているのは、DNAとタンパク質です。その**テロメアのDNAを分解し、壊してしまうのが活性酸素**です。

細胞が活性酸素を大量に浴びると、そのたびにテロメアは壊され、長さが短くなっていきます。**体内の活性酸素を増やすことは、寿命を短くすることに直結するのです**。

たとえば、がん・心筋梗塞・脳卒中・糖尿病の四大疾病を患うと、多くの場合、寿命は縮まります。

というのも、病気は体内の活性酸素の量を増やすからです。

もともと活性酸素は、体内の異物を排除しようとする免疫反応の一つです。

病気と化した細胞を排除するために、免疫機能は活性酸素を発生させているのです。ところが活性酸素は、病気の細胞を排除するだけでなく、テロメアの短縮を進めて寿命を縮めてしまうのです。

しかも、病気になった部位は、死滅した細胞を補うため、周囲の細胞の分裂を速めます。これによっても、テロメアの短縮はさらに加速します。特定の臓器のテロメアが極限にまで短縮されれば、その臓器の寿命はつきます。これが、個体の死を招くのです。

つまり、**テロメアの短縮と、体内の活性酸素の増加、病気による死は、同時に起こってくるもの**なのです。

これをプラスに考えれば、体内で活性酸素をできるだけ発生させないように努め、病気にならなければ、テロメアの短縮はゆるやかになります。

このトライアングルをプラス方向に回転させるためにポイントになるのは、活性酸素の発生量を抑えること。これにつきます。

一度減ってしまったテロメアは、二度と延ばすことができません。

そして、テロメアの大敵は、自分のＤＮＡを壊してしまう活性酸素です。

生活の中から体内の活性酸素量を減らす工夫をしていくことこそが、不老長寿の扉を開くのです。

◎――活性酸素を抑えればテロメアの短縮を防げる

「改札を通る」だけで体は老化する！

私たち人間の体は数十億年かけて進化し、今の形に落ち着いていますが、実のところ、**1万年前と何も変わりありません**。骨格や体格は、生活スタイルの変化に応じて違ってきていますが、細胞や免疫システムなどの体内システムは、1万年前を生きていた縄文人と同じなのです。

体は変わらないのに、生活はすっかり様変わりしました。縄文人は、自然の中で自然とともに生きていました。生活の中にあるものといえば、自然界にあるものか、自分自身の手でつくり出したものだけです。

ところが、現代の生活はどうでしょう。私たちは文明を手に入れ、発展させ、生活をどんどん便利に変革してきました。その最も身近な産物が、電化製品でしょう。

私たちの身の回りは、電化製品だらけです。携帯電話、パソコン、照明、冷蔵庫、電子レンジ、テレビ、冷暖房器具……。例をあげればきりがありません。

もはや私たちの生活は、電化製品なくして成り立ちません。ところが、その便利な電化製品が活性酸素を生み出すもとになっていることを、ご存じでしょうか。

電化製品は電磁波を出します。**電磁波を浴びると、体内では活性酸素が一気に大量に発生します**。というのも、電磁波は1万年前にはなかった、体にとって理解不能な異物だからです。**体はこれを浴びると、免疫システムが敵と勘違いして、活性酸素を発する**のです。

私たちの日常は、電子レンジをはじめとする電化製品によって屋内でも電磁波を浴び、外出しても大量の電磁波を浴びる生活です。

たとえば、駅の改札口を思い出してください。20年前は駅員さんに切符を切ってもらうのが当たり前でしたが、今は、機械に切符やICカードを通すシステムに変わっています。大変便利ですが、改札を通るたびに電磁波を浴び、体内では活性酸素が発生しています。

現代に生きる私たちは、日々、活性酸素を大量に発生させる生活を送っています。これは避けがたいことです。しかし、そのままにしていては、大切なテロメアを守れません。

現代社会に生きながらテロメアを守り続けるには、**毎日の生活の中から体内の活性酸素を消す方法を習慣づけていくこと**が必要となってくるのです。

◎——電磁波を浴びる生活が活性酸素を増やす

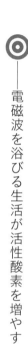

都会で「不老長寿」ができないワケ

私たち現代人の生活の中には、活性酸素を発生させるものが、まだまだあります。

たとえば、水道水です。水道水には、水の消毒のために塩素が大量に投入されています。この消毒処理の過程において、水道水はトリハロメタンという発がん性物質を含むことになりました。水道水の塩素もトリハロメタンも、その量は、厚生労働省が人体に影響がないと定める基準値以下となっています。

しかし、**塩素もトリハロメタンも、1万年前はなかった化学物質です**。これが体内に入れば、活性酸素の発生は止められません。活性酸素を浴びれば、テロメアは短縮します。

食品添加物も、活性酸素を発生させます。スーパーやコンビニエンスストアなどで売られている、生鮮食品以外の食品には、ほぼすべて食品添加物が加えられています。店頭に陳列されていても腐敗せず、味も落ちず、見た目もよく保てるよう、保存料や安定剤、着色料が添加されています。

現在、使用されている食品添加物は、厚生労働省のお墨付きを得ている安全性の高いものだといわれています。しかし、これも1万年前にはなかった化学物質です。口にすれば当然、体内で活性酸素が発生します。

さらに、衛生用品にも、化学薬品は大量に含まれています。洗濯洗剤やハンドソープ、ボディソープ、シャンプー、リンス、掃除用洗剤などです。

体を清潔に保ち、家庭内から病原菌を排除しようと、現代人はさまざまな化学薬品を日々大量に使っています。ところが、その努力は、健康にとって逆効果にしかなりません。**活性酸素を発生させるだけでなく、私たちの肌や健康を守ってくれている皮膚常在菌まで排除してしまうからです。**

たばこの煙、農薬、ダイオキシンなどの環境汚染物質も活性酸素を発生させます。

また、激しい運動や強いストレス状態に心身を置き続けること、紫外線にさらされることも、活性酸素を発生する一因です。

現代社会、とくに都会での生活には、活性酸素を発生させるものがいかに多いか、気づいていただけたでしょうか。私たちの生活の随所には、活性酸素を発生させるものがあふれています。そうして私たちは、テロメアを無意識のうちにどんどん短縮させているのです。

◎――できるだけ天然成分のものを使う

「寝たきり老人」のいないインドネシア

現代社会は、高度な文明のおかげで、一見便利になっています。しかし、裏を返せば、弊害も多々あります。その一つが、テロメアの短縮を進めるものであふれていることです。

とはいえ、1万年前の縄文人に比べて、私たちははるかに長命です。縄文時代は乳児の死亡率が非常に高く、なんとか生き延びても、多くが10代で亡くなっていたという推計もあります。過酷な生活環境の中で、医療技術はゼロに等しく、生き延びる術がなかったためです。テロメアを使い切る生き方など、考える余地もなかったわけです。

私が毎夏医療調査に行っていたインドネシアのカリマンタン島では、住民はマハカム河沿いに高床の家を建て、河に糞尿をし、その河の水で体を洗い、食事の用意をするという生活をしています。私も、滞在中は河の水でコーヒーを入れて飲みます。

島の暮らしは原始的であり、活性酸素を出させるものは、そうありません。人々はのんびりと穏やかに暮らしています。石鹸など河を荒らす洗剤は誰も使いませんが、肌も髪もみんなツヤツヤ。子どもたちははじけるような笑顔で、お年寄りを大事にします。

この**マハカム河の水を飲んでも、日本の水道水を飲むほどの活性酸素は発生しません。**

マハカム河の水質検査をすると、確かに大腸菌をはじめとする腸内細菌や寄生虫の卵がウヨウヨいます。しかし、それらは1万年前から人類がつきあってきた生物たちです。

また、河には命を奪うような怖い病原菌はそれほどいません。**さまざまな細菌が共生していて、特定の病原菌だけが増殖することはない**のです。島の人々にとって糞尿をする河は命の源であり、誰も汚いとは思ってもいません。

島の人たちは日本人よりも短命です。医療の問題や経済的な問題、食糧事情などにより、途中で命を落とす人が多いからです。その一方で、**寝たきりの人もほとんどいません**。

現在、日本は世界有数の長寿国です。活性酸素を大量に発生させる生活環境にありながらも、寿命をまっとうできる設備が整っていることが大きいでしょう。

しかし、寝たきりで100歳を迎えることは、決して喜ばしいことではないと思っている人が多いのも事実です。医療が身近にあり、飢えることもなく、風雨にさらされて生活することもない。その環境にあってテロメアを上手に使わないのは、寿命の回数券を無駄遣いするようで、もったいない話だと私は思うのです。

◎──原始的な暮らしが寝たきりにならない老後を実現する

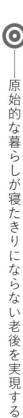

活性酸素を消すのはネギ、にんにくなどの「フィトケミカル」

高度に発達した文明社会での生活は、体内に活性酸素を発生させますが、もう一度裏を返して世の中を見れば、不老長寿を実現しやすい環境にあるともいえます。

というのも、食が豊かだからです。人間の消化機能を超えるほどの飽食に走ることもできれば、食品添加物にまみれた安価な食品で食事を終わらせることもできます。その一方で、体が必要とするものを上手に選んで食卓を彩ることもできます。

活性酸素は、食によって発生すれば、食によって消すこともできます。食事は、寿命の回数券の使い方を決める、最も重要な要素だと考えてください。

活性酸素を発生させる食事とは、先ほども述べたように、食品添加物を含む食品をとることです。

また、**食べ過ぎも体が悲鳴を上げ、活性酸素を出させます**。「今日くらい、食べ過ぎてもよいだろう」と、自分の消化機能を超えるほどの食事をすれば、一日でテロメアをグッと減らすことになります。

一方、テロメアの短縮をゆるやかにする食とは、どんなものでしょうか。

一つは、第1章で詳しくお話ししたように、50歳を過ぎたら、糖質の摂取を極力控えることです。糖質制限食は、体内から発生する活性酸素の量を減らすことができます。

もう一つ重要なのは、活性酸素の働きを抑えるような抗酸化力のある食品を食べることです。

抗酸化力のある食品とは、すべて**植物性の食品**です。

植物は、炭酸ガスを吸収して、酸素を排出しています。酸素は活性酸素に変質しやすく、植物にとっても危険な物質です。そこで植物は、自分自身の身を守るため、「フィトケミカル」と呼ばれる抗酸化物質を大量に持つようになりました。

「フィト」とはギリシャ語で植物、「ケミカル」は化学物質の意味です。フィトケミカルには、活性酸素を無害化する働きがあります。

それがどんな物質かといえば、**ネギやにんにくをはじめとする植物の持つ独特の色素・香り・辛み・苦みの成分**です。こうした植物性成分が、強力な抗酸化力を持っています。

そうしたものを毎日の食卓に進んで並べることで、活性酸素の害は大幅に消し去ることができるのです。

◎──活性酸素は食によって消す

香り、苦み、辛みの強い野菜のパワー

フィトケミカルとは、どのような物質でしょうか。たとえば、にんじんや、ブドウのような色のついた野菜や果物に含まれる色素や、アクの成分であるポリフェノールです。これは葉や花、茎、樹皮などに豊富に含まれます。

また、**緑黄色野菜**や**海藻**に含まれている色素成分のカロチノイド、**ネギ類・にんにく**などの香り成分や、**大根・からし菜**などの辛み成分であるイオウ化合物、**ハーブ類**や**柑橘**《かんきつ》**類**の香りや苦みのテルペン類、**キノコ類**や**微生物**に含まれるβ―グルカンなどです。

以上は、フィトケミカルを大別したものの主な総称であり、フィトケミカルの種類は確認されているだけで約1000種以上あるともいわれます。

これらのフィトケミカルを豊富に含む植物性食品を意識的に摂取し続けると、体内の不要な活性酸素は消えていきます。

私も、テロメアのために、フィトケミカルの多い野菜を毎食しっかり食べるようにしています。おかげで、75歳を過ぎた今も体はピンピン元気、肌つや・髪つやともに、同世代の方々よりはいいだろうと自負しています。

ただ、食事は一日三回毎日のことですし、フィトケミカルの名称と含有する野菜を覚えて、食事を選ぶのは大変でしょう。そこで、フィトケミカルの豊富な植物食品の見分け方をお伝えしましょう。**色が濃く、香り・辛み・苦みの強い野菜、海藻類、キノコ類**です。

植物がフィトケミカルを持つのは、活性酸素に自らが傷つけられることを防ぐことに加え、外敵から自分を守るためでもあります。植物は動けませんから、虫や動物から逃げることはできません。植物の持つ刺激的な香りや辛み、苦みは、外敵から身を守る防衛機能でもあります。さらに、**鮮やかな色は、紫外線から身を守るためのもの**です。

よって、色素・香り・辛み・苦みのより強い野菜を好んで食べるようにしていれば、フィトケミカルは豊富にとれるのです。

また、同じ野菜であっても、フィトケミカルの含有量は栽培方法によって違ってきます。太陽の光をたくさん浴びた露地栽培の野菜は、ハウス栽培の野菜よりも、フィトケミカルの含有量が豊富です。

◎──フィトケミカルは、色素・香り・辛み・苦みにあり

「つける」「ゆでこぼす」「アクを取る」で農薬を除去

フィトケミカルの、第一の健康効果は抗酸化作用ですが、種類によってそれぞれ違った健康効果も持っています。ですから、さまざまなフィトケミカルを毎食とるよう心がけると、健康増進を多角的に進められます。

おすすめは、彩りよく野菜や果物をそろえること。

フィトケミカルは、野菜の色素成分ですから、同系の色の野菜には、同じようなフィトケミカルが含まれます。よって、**異なる色の野菜をそろえて食べるようにすると、フィトケミカルの種類を豊富に摂取できます。**

栄養学的によくいわれるように、「一日30品目を食べましょう」を日常生活で実践するのはなかなか大変です。しかし、「一日七色の野菜や果物を食べましょう」ならば、さほど難しくはないでしょう。94ページに、神奈川県立保健福祉大学の中村丁次教授（現・学長）が推奨する七色野菜の分類を掲載しました。

朝は、赤い野菜のトマトと緑の野菜のブロッコリーを使ったサラダを食べたならば、お昼はなすとキャベツの炒め物に、にんじんとパセリのスープ、おやつにバナナ、夜はきんぴらごぼうと玉ねぎの味噌汁というような献立でも、七色の野菜をたっぷり食べることができます。

また、94ページの表をコピーして冷蔵庫に貼っておき、冷蔵庫の野菜室を七色の野菜や果物でそろえておくこともおすすめです。この表を見ながら献立を立てれば、朝昼夜で七色の野菜を調整して食べられます。買い物の前にも、「何色の野菜がなくなっているか」を確かめてから出かけると、七色の野菜を切らさずにすみます。なお、この表を手帳に貼っておけば、外食する際に何を食べるとよいか、を考える参考にもなるでしょう。

フィトケミカルは、皮や茎の部分に豊富に含まれますから、野菜は、できるだけ丸ごと料理に使うことをお勧めします。

しかし、残留農薬が心配なこともあるでしょう。その場合は、タワシなどでしっかり水洗いしてから調理しましょう。

元東京都消費者センター試験研究室室長の増尾清氏の著書『家庭でできる「食品添加物・農薬」を落とす方法』（PHP研究所）によれば、昔から行われている**「水にさらす」「冷水に放つ」「酢水につける」「ゆでこぼす」「アクを取る」**などの下ごしらえをきちんとすると、食材から有害物質を減らすことができるとのことです。

◎――下ごしらえをした七色の野菜で元気になる

◎色のついた野菜・果物の抗酸化作用

	成分	おもな効果	多く含まれる食品	効率のよい摂取法
赤	リコピン	ガン予防、動脈硬化予防、紫外線対策、アレルギー対策	トマト、すいか、金時にんじん、柿	生食より調理して。脂肪と一緒だと吸収が高まる。
	カプサイシン	ガン予防、動脈硬化予防、善玉コレステロールの増加	パプリカ、とうがらし、赤ピーマン	生食より調理して。脂肪と一緒だと吸収が高まる。
橙	プロビタミンA	ガン予防、抗酸化作用、コレステロール調整	かぼちゃ、にんじん、みかん、ほうれんそう	生食より調理して。脂肪と一緒だと吸収が高まる。
	ゼアキサンチン	加齢による視力低下予防、ガン予防	パパイア、マンゴー、ブロッコリー、ほうれんそう	生食より調理して。脂肪と一緒だと吸収が高まる。
黄	フラボノイド	抗酸化作用、高血圧予防、血管壁強化	玉ねぎ、ほうれんそう、イチョウ葉、パセリ、レモン、柑橘類	ビタミンCと一緒だと吸収がよい。熱に強く、水に溶けやすい。
	ルテイン	加齢による視力低下予防、ガン予防、動脈硬化予防、肺機能の向上	とうもろこし、ブロッコリー、マリーゴールド、かぼちゃ	熱に強く、油との相性よし。食材に適した調理法が必要。

色	成分	効果	食品	調理のポイント
緑	クロロフィル	ガン予防、抗酸化作用、コレステロール調整、消臭・殺菌作用	大麦若葉、ほうれんそう、モロヘイヤ、ブロッコリー	ゆでたあとには冷水にすぐとり、緑鮮やかに調理。
紫	アントシアニン	加齢による視力低下予防、高血圧予防、肝機能の保護	ブルーベリー、なす、紫いも、赤しそ、紫キャベツ	熱に弱く水に溶けやすい。水溶性を生かした調理や生食向き。調理は色鮮やかに。
黒	クロロゲン酸	ガン予防、血圧調整、血糖調整、ダイエット効果	ごぼう、ヤーコン、じゃがいも、バナナ、なす、ナシ	熱に弱く水に溶けやすい。あく抜きはしない。しても短時間にすること。
黒	カテキン	ガン予防、コレステロール調整、ダイエット効果	緑茶、柿、ワイン	水に溶けやすい。粉茶や抹茶にして料理に使うとよい。
白	イソチオシアネート	ガン予防、抗酸化作用、ピロリ菌対策、コレステロール調整、血液さらさら効果	キャベツ、大根、ワサビ、ブロッコリー、菜の花などアブラナ科の野菜	加熱より生食。よく噛むとよい。千切り、すりおろしもおすすめ。
白	硫化アリル	ガン予防、抗菌効果、抗酸化作用、高血圧予防、血液さらさら効果	ネギ、玉ねぎ、にんにく、にら	水に溶けやすく生食がよい。過剰摂取はしないこと。

参考：中村丁次監修『病気にならない魔法の7色野菜』（2008年、法研）

アメリカで注目される「オラック値」とは？

フィトケミカルを含む食品を進んで食すことは、活性酸素を消しテロメアの短縮を抑えることに役立ちます。では、それぞれの食品にはどれだけの抗酸化力があるのでしょうか。

アメリカでは、農務省や国立老化研究所の研究者らが、食品中に含まれる抗酸化物質（カテキン、フラボノイド、ビタミンEなど）の能力を分析する方法を開発しました。

それが、「**オラック**（**ORAC…活性酸素吸収能力**）」です。

分析の結果を見ると、シナモンやクローブなどの**スパイス類**、その他ハーブ類のオラック値が際立って高いことがわかりました。

また、野菜では**豆類**、果物ではクランベリーやブルーベリーなどの**ベリー類**の値が高くなっています。

こうした食品を選んで食べることも、テロメアの短縮防止に効果的です。アメリカではすでにオラック値をパッケージに示した食品が、数多く販売されています。アンチエイジングに関心のある人には、わかりやすい指標となるでしょう。

◎――食品パッケージのオラック値に注目する

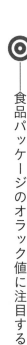

調理の基本は「細胞膜を壊す」こと

フィトケミカルは、植物の細胞と細胞膜の中に存在します。そのため、調理の際に細胞膜を壊してあげると、吸収率がよくなります。包丁で野菜を刻む程度では、細胞膜は壊れませんが、**熱を加えると細胞膜は壊れやすくなります。**フィトケミカルは基本的に熱に強いものが多いので、加熱調理しても問題ありません。

また、野菜を煮ると、細胞外にフィトケミカルが溶け出します。その煮汁をそのまま飲める味噌汁やスープは、フィトケミカルを効果的に摂取する方法の一つといえます。

とくに、**野菜や海藻のたっぷり入った味噌汁は、活性酸素を消す最高の料理**です。前にも説明しましたように、味噌には抗酸化作用がありますので、野菜や海藻のゴロゴロ入った味噌汁は、テロメアの短縮を抑えるパワー食といえるでしょう。

ただし、食品添加物は、活性酸素を発生させるもとです。テロメアを守るせっかくのパワー食を食べるのに、食品添加物で活性酸素を増やしてはもったいない話です。

既製品の顆粒《かりゅう》だしも、化学調味料の一種です。和風だしやスープのもとなどを使う際には、野菜や肉などから自然のうまみをしっかり引き出して、そのうえで味つけ程度に少量のみ加えるとよいでしょう。

便利とはいえ、化学調味料を使っていては、毎食、それをとり続けることになります。味噌汁は自分や家族にパワーを与えてくれる大事な長寿食だと考え、だしは、昆布や鰹節、煮干しなどでとることをおすすめします。

ふだん化学調味料の顆粒だしを使っている人には、このひと手間がめんどうに感じるでしょう。しかし、水にだし昆布を入れ、冷蔵庫で一晩寝かせるだけでも、昆布だしはとれます。また、煮干しだしも簡単です。水に適量の煮干しを入れ、一晩寝かせればおいしい一番だしがとれます。一番だしで使った煮干しをじっくりと煮出し、沸騰前に火を止め、煮干しが沈むのを待てば、味噌汁にぴったりの二番だしがとれます。

めんどうに感じるひと手間も、長寿のためと楽しんでやれば、意外に簡単です。天然だしは風味もよく、味もおだやかで美味です。ぜひ、チャレンジしてみてください。

◎——味噌汁やスープで細胞を丸ごと食べる

噛めば噛むほど若返る？

最近は、長寿食としてスープや野菜ジュースが人気です。多くのフィトケミカルは、煮出すと水に出てきますし、ミキサーに野菜や果物をかけると、細胞壁が壊れてフィトケミカルを摂取しやすくなります。ですから、毎日の食卓に、スープや野菜ジュースをそえることは、大変よいことだと思います。

ただ、食卓には、よく噛んで食べるものも必ず一緒にのせてほしいと思います。**活性酸素の害を減らすには、よく噛むことが大事**だからです。1回1秒、計30回、一口を30秒間かけてゆっくりと噛んで食べることを基本にしましょう。

「唾液には発がん物質の毒消し作用がある」と聞いたことのある人は多いでしょう。それは、唾液に含まれる酵素が持つ抗酸化作用の働きによるものです。

現代の生活では、活性酸素は電磁波を浴びるたびに体内に出ています。一日三食、毎回の食事の時間にこうした消化酵素を唾液とともにたくさん出せれば、体に無用な活性酸素を溜め込まずにすむはずです。

また、よく噛み、歯で食べ物をすりつぶすようにして食べれば、野菜や果物の細胞壁を壊すことができ、フィトケミカルを効果的に摂取できます。

そもそも、噛まずにおいしいと感じる食べ物は不自然であることに、私たちは気づくべきです。ふつう、食事をするときには咀嚼《そしゃく》が必要です。食べ物を少しずつ噛み砕きながら食べている間に、血糖値がゆっくり上がり、脳にエネルギーが与えられます。

しかし、近年は、噛まずに食べても幸福な刺激が脳に直行する食べ物が増えています。その一つがスナック菓子です。スナック菓子は、噛む必要のほとんどない食品です。

それでもおいしいと感じるのは、「うまみ調味料」と呼ばれる化学調味料が使われているからです。**「うまみ調味料」は、噛まなくても強烈な幸福感が脳**

に直行する食品添加物です。

あるメーカーでは、菓子にまぶした「うまみ調味料」を従来の2.5倍に増やしたら、売れ行きが爆発的に増えたそうです。その菓子を「おいしい」と感じ、リピーターになった人たちの脳は、うまみ調味料の快感を求めて暴走しているのです。

人類の38億年の進化の歴史の中で、嚙まずにエネルギーを得られるような食べ物に出会ったのは、わずか40年ほど前からです。自然界には、嚙まずにおいしいと感じる食べ物は存在しません。

嚙まずにおいしいと感じる食べ物をとることは、人間の体にとって、非常に不自然なことであり、そんなものばかり食べていては、**脳が活性化せず、自律神経のバランスを崩す原因にもなります**。

スナック菓子やファストフードは、30回も嚙めばベチャベチャになり、吐き出したいほど嫌な味になります。嚙むとまずくなる食品は避けることも大事な選択です。

また、よく噛んで食べることは、脳を鍛える効果もあります。

噛むことにより口やあごからの刺激が、記憶や思考をつかさどる脳の海馬に届き、活性化することが明らかになっています。**噛む行為は、認知症の予防や記憶力の維持に役立つ**のです。

◎――よく噛んで食べれば、認知症の予防にもなる

アメリカの「がん死亡率」が減っているワケ

今、**日本人とアメリカ人の野菜の摂取量が大きく逆転している**、という事実をみなさんはご存じでしょうか。

私たち日本人にとって、アメリカの食文化のイメージとは、ファストフード発祥の地であり、ジャンクフードの国であり、肥満大国の地です。ところが、近年はその様子が大きく様変わりしています。

確かに、1990年代以前は、私たちのイメージどおりだったかもしれません。しかし、1991年に「毎日5皿以上の野菜と果物をとれば、がん、心臓病、高血圧、糖尿病などの生活習慣病のリスクが低減する」という「**5 A DAY**」運動が官民一体となって始まりました。全米1800組織以上、スーパーマーケット3万5000店以上が参加する大運動へと発展したのです。

成果は、運動開始から3年が過ぎた頃、明らかになりました。

野菜、果物、豆類の摂取量が大きく増加するとともに、がんの発症率とがんによる死亡率が減少したのです。

これに対し、**日本では年々、野菜、果物、豆類の摂取量は減ってきています**。そして、がんの発症率とがんによる死亡率は増えています。現在、日本のがん死亡率は、アメリカを追い越してしまいました。

なぜ、毎日5皿以上の野菜と果物が、がんの死亡率を減らしたのでしょうか。研究者たちが注目したのは、**フィトケミカル**です。

がん細胞の発生に活性酸素が大きく関与しているのは、明らかな事実です。毎日5皿以上の野菜や果物を食べ続けていれば、必然的に、活性酸素を中和するフィトケミカルを豊富にとることができるでしょう。結果、アメリカのがん死亡率は減少に転じたのです。また、効果はがんだけでなく、その他の生活習慣病の改善にもつながっているとのことです。

アメリカでの成果を受け、世界が「5　A　DAY」運動に注目しました。

日本のファイブ・ア・デイ協会のホームページによれば、現在、30カ国以上が「5 A DAY」運動を展開し、フランスでは10皿、スペインでは7皿、デンマークでは6皿を目標にするなどして、それぞれが独自の運動を展開しているようです。

◎――一日5皿以上の野菜と果物は、がん予防に効果あり

赤ワインブームと「フレンチパラドックス」

世界には、昔ながらの食習慣によって長寿を築いてきた事例が数多くあります。「フレンチパラドックス」もその一つでしょう。15年ほど前、「赤ワインは健康によい」と赤ワインブームが巻き起こったことを記憶されている方も多いと思います。

フランスでは、他の欧米諸国と同じく脂肪の摂取量が多いのに対し、動脈硬化や心臓疾患の発症率が際立って低いという事象があります。フランス人は、赤ワインを非常によく飲みます。この矛盾する事象は「**フレンチパラドックス**」と呼ばれ、赤ワインに理由があるのではないかと、専門家の注目を集めてきました。

日本でも多くの研究者が赤ワインの健康効果について、興味を持ってきました。たとえば、国立健康・栄養研究所とサントリーは、フレンチパラドックスを解明すべく、動脈硬化と赤ワインの関係性についての共同研究を行っています。

動脈硬化は、血液中の悪玉コレステロールが活性酸素により過酸化脂質に変性し、血管を傷つけることによって起こります。この研究では、**赤ワインに豊富に含まれるポリフェノールが、悪玉コレステロールの酸化を防ぐ**ことを解明しました。

また、金沢大学大学院の山田正仁教授は「**赤ワイン約500cc分のポリフェノールがアルツハイマー病の原因となるタンパク質を分解する**」と発表しています。

ポリフェノールは、フィトケミカルの代表的な成分の総称で、赤ワインにはカテキンやアントシアニン、タンニンなど数々のポリフェノールが含まれます。

たとえばカテキンやタンニンは、緑茶にもあります。ただし、ポリフェノールの含有量でいえば、赤ワインはやはり群を抜いています。ポリフェノールは、皮と種に豊富に含まれています。大量のブドウをまるごと使って製造される赤ワインは、大量のポリフェノールを摂取できる飲み物といえるのです。

とはいえ、ワインもお酒。飲み過ぎは逆効果であることはいうまでもありません。

お酒の飲み過ぎはテロメアを縮めてしまいます。**量としては、一日2杯までが限度**です。その程度ならば、健康効果を高めることが期待できるでしょう。

◎——一日1〜2杯程度の赤ワインは、健康にいい！

長寿の島の「中年世代」が危ない！

「肥満」と「お酒の飲み過ぎ」という二つの要素が重なると、人は短命になります。**肥満と飲み過ぎは、テロメアを壊し、寿命を短くする重大因子です。**

一つ例をとって考えてみましょう。鹿児島県・奄美群島は、かつて、泉重千代さんと本郷かまとさんという長寿世界一を二人も出した長寿の島です。奄美群島には、人口一〇万人当たりの100歳以上が、一二六人（2011年度）もいます。全国平均は三七人ですから、大変な百寿者の数であることがわかります。

ところが今、長寿の島に異変が起こっています。40〜64歳までの死亡率が、男性は全国平均の1.5倍、女性も1倍超になっていることが、県の調査で明らかになりました。

百寿者の数は全国平均の3倍もいるのに、中年世代の死亡率はどうして高くなっているのでしょうか。

原因が調査され、中年世代は肥満者とお酒を毎日飲み過ぎている人の割合が、全国平均を大幅に上回っていることが明らかになりました。

肥満者数は、BMI値により算出されています【BMI＝体重（キログラム）÷身長（メートル）÷身長（メートル）】。この値が25以上になると肥満と判定されます。島の中年世代は、BMI値が25を上回る人が四割を占めました。また、毎日お酒を飲む人のうち、お酒を一日コップ3杯以上飲む人の割合は、三割になります。こちらは、全国平均のなんと3倍以上になるのです。

なぜ、長寿の島でこんなことが起こってきたのでしょうか。原因として重く受け止められているのが、長寿を支えてきた伝統的な島料理が、食べられなくなってきていることです。経済発展にともない、コンビニエンスストアやファミリーレストランが島にも入ってきました。

手軽に食べられる、高脂肪・高糖質・高カロリーの食事が好まれ、手間暇かけてつくる島料理を食する回数が減りました。その結果、中年世代の死亡率が高まったと推測されます。かつては高価とされた島名産の黒糖焼酎の消費量が増えたことも、一因になっているでしょう。

島料理には、島野菜や黒砂糖など、ビタミンやカルシウム、フィトケミカルの豊富な食材がたくさん使われます。そうした食事が、奄美の人々のテロメアを守っていたのです。

◎——手軽に食べられる食べ物ほど危ない

「テロメア」によい食事、悪い食事

これまでのところで、テロメアによい食事、テロメアに悪い食事の違いがおわかりになったでしょうか。

テロメアによい食事とは、**フィトケミカルを豊富に含んだ野菜を、よく嚙んで食べること**です。量は一日に5皿以上、七色の野菜と果物を使って献立を構成すると、テロメアによりよい食事になります。野菜や海藻がたっぷり入った味噌汁も長寿パワー食です。

また、2010年に調査された結果では、**全粒穀物や穀物繊維、食物繊維、ビタミンE**もテロメアによい食品であることが明らかにされました。

ご飯は、白米よりも**五穀米や玄米が、テロメアによい主食**になります。パンを食べたいならば、白く精製された小麦粉を使ったものではなく、**全粒粉のパンがよいでしょう**。麺類なら**うどんよりは、そばをおすすめします。**

ただし、50歳を過ぎたら、炭水化物の量は、最小限で十分です。食べ過ぎれば、体内の活性酸素を増やす原因になります。「もっと食べたいな」と思ったときには、「いっときの満足感のために、今、テロメアの回数券を使ってよいのか」と自問してみてください。

ビタミンEにもテロメアの長さを保つ作用があります。**ビタミンEは脂溶性（脂に溶ける）ビタミンで、玄米やアーモンド、落花生などのほか緑黄色野菜に豊富です。**ビタミンEは毎日の食事からとることが重要です。なぜなら、ビタミンEは脂溶性のため体に蓄積しやすいからです。**サプリメントの服用などにより過剰摂取すると、骨粗鬆症になる恐れがあると報告されています。**

反対に、テロメアに悪い食事は、飲み過ぎ食べ過ぎという、人体の消化能力を超えた食べ方です。昔からいうように「腹八分目」「酒と女は二合（号）まで」が長寿者の秘訣であるのは、テロメアの短縮と関係していたのです。

◎——フィトケミカルはたっぷりとり、腹八分目で「ごちそうさま」

体は「水」に支配されている！

さて、125歳まで輝き続けるためには、ぜひ飲み水にもこだわってください。水は私たちの生命そのものです。

地球上に生命が誕生した約38億年前、生命が最初に生まれた場所は、海です。海の中で多くの進化の歴史が築かれたのち、生物は地上へと移動していきます。このとき、エラ呼吸から肺呼吸へと、新たな進化が起こりました。

私たちがこの世に誕生する以前、羊水に守られて育まれる十月十日は、海から陸へと移動してきた生物進化の歴史をたどっているともいわれます。胎児が呼吸を羊水の中で行い、分娩を境に肺呼吸をする個体に変化することは、生物進化の一つの段階を表しているようです。

人体と海水との主要な元素を比較してみると、非常におもしろいことがわかります。両者は組成がよく似ているのです。

血液から血球などを除いた成分の血清には、クロール、ナトリウム、マグネシウム、カルシウム、カリウムなどが含まれます。血清中のそれらの比率は、海水とほぼ同じです。また、羊水は母親の血清からつくられます。ですから、**羊水と海水もミネラル比率はほぼ同じ**です。

そう考えれば、私たちの生命とは、いまだに海の一部として存在しているのではないか、とすら私には思えてきます。

私たちの体内にある水は、細胞の外側の水分と、内側の水分とに大別されます。

細胞外液は、酸素や栄養を全身に運び、老廃物や過剰な物質を肺や腎臓を通じて排泄する働きをしています。細胞内液も、ホルモンの分泌や酵素の生成、タンパク質の合成など、生命活動に不可欠な働きを担っています。

このように、**体内の水は、生命の維持に直結しています**。だからこそ人間は、体の水分が体重の10％失われただけで、生命の危機的状況に陥り、20％失うと死んでしまうのです。

私たちの命は、水があってのことです。生命の回数券であるテロメアに対しても、水が果たす役割は非常に重いものです。人体を構成する60兆個すべての細胞は、水があってこそ機能でき、テロメアは細胞の一構成要素です。テロメアも水に支配されているのです。

◎——体液は、命の源、海水とほぼ同じ成分

「硬度の高い水」こそ不老のクスリ

私はかつて、三日三晩飲まず食わずの状態で、インドネシアの海上を漂流した経験があります。この漂流で私の生命が唯一欲したものが、水でした。

人は食べ物がなくても数日から数週間は生きられますが、水は数日間飲まないと脱水症状で死んでしまいます。

漂流したボートにはビールもジュースもありましたが、飲むほどにのどが渇き、かえって苦しくなります。人間は、生きるか死ぬかというギリギリの状況に置かれると、結局、欲しいものは水だけになると身をもって知った貴重な体験でした。

この経験が大きなきっかけとなり、私は世界の約70カ国を訪れ、世界各地の飲料水について調査・研究をしてきました。この水をめぐる旅を、私は「いい水を求める世界の旅」と自ら名づけています。その旅で、最も印象に残っているのが、ヒマラヤ山脈の高原地帯に暮らすフンザ族や、南米の奥深い高原地帯に住むビルカバンバの人たちでした。

そこには、100歳を超える百寿者が大勢暮らしていました。人々の長寿を支えているのはいったい何か、私が聞き取り調査を始めると、彼らは水について真っ先に語ってくれました。驚くべきことに彼らは、**長生きの秘訣はふだんの飲料水にある**ことを、体験的に知っていたのです。

調べてみると、標高2000メートル以上の山から流れる谷川の水は、カルシウムやマグネシウム、鉄、銅、フッ素などミネラル含有量の多い「硬度の高い水」でした。**なかでも私が注目したのは、カルシウムの豊富さ**です。

カルシウムが人体に果たす役割は、骨や歯を形成するだけにとどまりません。体内のカルシウムのうち、約1%は筋肉や神経、体液の中にあります。この微量のカルシウムは、血液の凝固を助け、筋肉の収縮を促し、酸素を活性化させ、心臓が正常に動くように支えるなど、人間の生命活動に直結する働きをしています。

つまり、**体液中のカルシウムは生命を保つために不可欠の成分です**。それゆえ、カルシウム量は体内にて厳密に管理されています。量が減れば、体は血液中のカルシウムを一定に保とうと、副甲状腺ホルモンを出します。

副甲状腺ホルモンは、カルシウム補給を求める体からのＳＯＳです。これがいったん出てしまうと、骨などのカルシウムが血液中に溶け出し、不足分が補われます。それで「一件落着」といけばよいのですが、生体機能とは人が頭で期待するようには収まらないのが難しいところです。ＳＯＳ信号は一度発せられるとすぐに止まらず、必要以上のカルシウムが骨などから血液中に溶け出してしまうのです。

その余分なカルシウムは、血管壁に付着します。すると、血管壁の弾力が失われ、動脈硬化を引き起こしたり、脳卒中や心筋梗塞を引き起こしやすくなります。

活性酸素も、動脈硬化や脳卒中、心筋梗塞の発症に深く関与していると前にもお話ししましたが、過剰なカルシウムもまた、その原因となるのです。

「**カルシウムが減ると、カルシウムが過剰になる**」という、**一見矛盾するこの現象は、カルシウムパラドックスと呼ばれます。**筋肉や神経、体液にある約1%のカルシウムを減らすことは、カルシウムパラドックスを起こす非常に危険なことなのです。

天然水に含まれるカルシウムは、イオン化されていて粒子が細かく、体内へほぼ100%吸収されます。よって、**日常的にカルシウムの豊富な天然水を飲むことは、動脈硬化や脳卒中、心筋梗塞の予防にもなるのです。**

◎——硬度の高い水は血管の病気を防ぐ

◎世界の長寿水

採水地	成分	備考
フンザの水	カルシウム、マグネシウムの多い弱アルカリ性の硬水	フンザはパキスタン北西部に位置する地域。7000m級の山々に囲まれた雄大な自然に恵まれ、「桃源郷」の異名をもつこの土地は、100歳以上の住民が多数暮らす。みな元気で、高齢でも子どもをつくる。
ビルカバンバの水	カルシウム、マグネシウムの多い弱アルカリ性の硬水	エクアドルの赤道直下に位置し、標高2000m超の山々から流れる水は、Caのほかは鉄(Fe)、胴(Cu)、フッ素(F)などが多く含まれ、やはり元気な高齢者が多い。
ルルドの泉	カルシウムのほか、ゲルマニウム(Ge)も含む	1858年、村の少女が聖母に導かれ、触れた岩から湧いたという伝説があるフランスの南西部、ピレネー山脈のふもとにある。この水を飲んだ人は心臓病など、いろいろな病気が治るという。
トラコテの水	カルシウムのほか、鉄分(Fe)も多い	メキシコ北部にある小さな村。この村から湧出する水は糖尿病やアレルギーによく効くという。
ノルデナウの水	カルシウムが多い硬水で、抗酸化力をもつ	ドイツ北部の小さな村。この村の洞窟の湧き水が「奇跡の水」と呼ばれている。岩石採掘場の廃坑となったあとの水は「高いエネルギー」を生じるとされ、年間五〇万人の病人が訪れている。

水の選び方・飲み方　六つの条件

では、毎日の生活の中で、どんな水をどんなふうに飲むと健康効果が高まるのか、まとめてみましょう。テロメアの短縮を防ぐ水の選び方・飲み方には、六つの条件があります。

【1】人が手を加えていない天然水

私たちの体の生理機能は、1万年前と同じであり、その頃の人たちが飲んでいた生の水こそ、人を健康にする水です。生水には、細胞を元気にする生理活性があります。消毒剤を入れたり、加熱殺菌したりすれば、水の生理活性まで死んでしまいます。飲み水を選ぶ際にはラベルをよく見て、「非加熱」と記載されたものを購入してください。「非加熱」とわざわざ示すのは、「加熱殺菌せずとも、きれいでおいしい生きた水」であると伝えるためです。

【2】アルカリ性の水

健康増進に優れているのはアルカリ性の水です。健康な人の体液は、PH値がだいたい7.4と弱アルカリ性です。ですから、アルカリ性の水は体との相性がよく、吸収率が高まります。また、人の体は疲れると酸性に傾きます。体内が酸性になると、新陳代謝がとどこおり、中性脂肪や糖の分解も悪くなります。ふだんからアルカリ性の水を飲んでいれば、体が疲れてきてもすばやく体内環境をもとに戻すことができます。

また、アルカリ性の水には活性酸素の酸化力を中和する作用もあります。ちなみに、水を電気分解してつくるアルカリイオン水は、厚生労働省が唯一認める「機能水」です。胃酸過多や胃腸内異常発酵、便秘、糖尿病、リウマチ、骨《こっ》粗鬆症《そしょうしょう》、アトピー性皮膚炎などの改善に効果があり、コレステロールや体内脂肪の低下、老化予防にも奏効すると厚労省が認めています。天然のアルカリ性の水ならば、人工的なアルカリイオン水以上の効果を期待できるでしょう。

【3】自分の体にあった硬度

世界各地の長寿の水は、カルシウム含有量の豊富な硬水ですが、万人にそれが当てはまるとは限りません。腎臓に疾患のある人が硬水を飲み過ぎれば、尿路結石になることもあります。硬度の高い水には、便秘解消の効果がありますが、その作用が強く現れれば下痢になります。消化機能の未熟な子どもにも、硬度の高すぎる水はおすすめできません。また、硬水はミネラルが多い分、体内に吸収する際にエネルギーが必要です。疲れやすい、むくみやすい、がんなどの闘病中といった状態では、体力を消耗します。こうした人は、アルカリ性の天然の軟水を選んでください。

水の硬度は、自分の健康状態に照らし合わせながら選ぶようにしましょう。硬水を飲みなれない人は、硬度の低い水から高い水へと徐々にかえていくとよいでしょう。

●軟水

硬度100mg／L未満のものをいう。まろやかで飲みやすく、クセがない。体への負担が少ないので、就寝前や体調を崩しているときなどの水分補給に最適。お茶や紅茶、日本食の調理によい。赤ちゃんの粉ミルクにも適する。ただし、ミネラル含有量が少ないため、体質改善ほどの効果は期待できない。

●硬水（中硬水）

硬度100mg／L以上のものをいう。マグネシウムの量が多い水ほど、苦みや重々しさが増し、独特の風味になる。ミネラルが豊富なため、毎日の水分補給に使用すると体質改善や健康増進に役立つ。とくにカルシウム・マグネシウムの多い水（硬度が高い水）は、脳梗塞・心筋梗塞の予防にも期待できる。ただし、マグネシウムをとり過ぎると下痢などの胃腸障害を起こしやすい。硬水を飲み慣れない人は、硬度を徐々に上げていくといい。

【4】活性酸素を消す水

ペットボトルのラベルを見ると、原材料名が記載されています。購入の際には、ここをチェックしてください。ここには、どんな採水地の水か書かれています。活性酸素を消す作用のある水は、アルカリ性の鉱泉水や鉱水、温泉水です。鉱泉水や鉱水、温泉水は地底から湧き出した水であり、ミネラルが含まれます。

たとえば、私が愛飲している「ドクター・シリカ・ウォーター」は、鉱泉水です。宮崎県の霧島連山に降った雨や雪が、数十年間かけ、磁鉄鉱《じてっこう》や石灰岩による厚い岩盤を通り抜けて地底に湧き出した天然水です。この水は硬度一三〇の中硬水ですが、鉱泉水なのでシリカなどの微量なミネラルを適度に含みます。まろやかな味わいで体にスッと染み入り、老廃物の除去や体内の活性化に役立ってくれます。

世界各地に長寿の水があるように、日本にも健康作用の高い水は存在しています。ここでは、私が調べた中で、「活性酸素を消す力がある」と明らかになっている国産の水をいくつか紹介しましょう（購入先は巻末に掲載しました）。

活性酸素を消す水は、テロメアを活性酸素から守り、寿命の回数券の短縮を抑える水です。不老長寿には、こうした良質な天然水を日頃から愛飲することが重要です。

【5】おいしいと感じる水

体調に適した水を飲むと、人は「おいしい」と感じます。「日本は軟水の国だから、日本人には軟水が適している」とよくいわれます。しかし、心筋

◎活性酸素をおさえる水

●軟水

水の名前	採水地
からだにうるおうアルカリ天然水	島根
龍泉洞の水	岩手
クリティア	静岡、山梨など
リシリア	北海道

●硬水

水の名前	採水地
ドクター・シリカ・ウォーター	宮崎
四国カルスト天然水ぞっこん	愛媛
命の硬水	三重
マグナ1800	大分

梗塞や脳卒中を防ぐ長寿の水とは、カルシウムを豊富に含む、アルカリ性の硬水です。しかも、日本にも硬度の高い良質の天然水は存在します。硬水も軟水も水は水であり、「日本人には軟水」と決めつけるのは、売り手の理屈だと受け流してください。

注意しなければいけないのは、「天然水」とか「ミネラルウォーター」と名乗りながら、加熱殺菌をした水がボトリングされて売られていることです。私が知っている中には、塩素をのぞいた水道水に、加熱した天然水を混ぜて売られている水もあります。飲んではいけないとはいいませんが、生理活性がまったくないので、長寿の水にはなりません。良質の天然水を飲んでいると、そうした水は「まずい」と体が感じるようになるはずです。

一方、硬水を飲み慣れない人は、水に独特の重みを感じ、「まずい」と感じるかもしれません。しかし、体調に適した水を飲んでいると、やがてその水を「おいしい」と感じるようになります。水の硬度に関しては、しばらく飲み続けてから判断してください。やがておいしいと感じるようになれば、その水が現在の体調に適した水だと判断できます。

●ナチュラルウォーター

特定の水源から採水された地下水を原水とし、沈殿・濾過《ろか》・加熱殺菌以外の物理的・化学的な処理を行っていないもの。

●ナチュラルミネラルウォーター

ナチュラルウォーターの中でも、ミネラルをもともと含む地下水を原水とした水。処理法はナチュラルウォーターと同じく、沈殿・濾過・加熱殺菌に限る。日本で一般に「ミネラルウォーター」と呼ばれるのはこのタイプ。

●ミネラルウォーター

ナチュラルミネラルウォーターの中でも、品質を安定させる目的のため、ミネラルの調整やばっ気、複数のナチュラルミネラルウォーターの混合、紫外線やオゾンによる殺菌・除菌などの処理を行っているもの。

●ボトルドウォーター

右記三つ以外の飲料水。たとえば、純水、蒸留水、河川の表流水、水道水などがこれにあたる。処理方法の制限はなく、大幅な改変を加えることも可能。

※「ミネラルウォーター類（容器入り飲用水）の品質表示ガイドライン」より一部改変

【6】一日1．5〜2リットル飲む

私たちの体は、成人で約60％、新生児では約80％が水分です。体重70キログラムの大人ならば、約40リットルの水を保持していることになります。そのうち、一日、約2.5リットルの水が排泄されます。尿や大便から1.5リットル、呼気から0.5リットル、皮膚から蒸発する分で0.5リットルです。人は、わずか２％の水分が減るだけでも、生命の危機反応としてのどが渇きます。失った分は、ただちに補給する必要があります。

私たちは、食事から1リットルの水分を補給し、体内にてタンパク質や炭水化物、脂肪などが燃えて出る水分が0.5リットルあります。ですから、残りの1リットルを飲み物から補給するとよいわけです。

ただ、一日に失う水分量は日によって違い、汗を軽くかくだけで体はすぐに1リットルの水分を失います。それを考えれば、1.5～2リットルの水分を毎日補給する習慣を持つとよいでしょう。**一回に飲む量は、コップ一杯程度**。一度に大量の水を飲むのではなく、ちびりちびりと、のどが渇く前に飲むのがおすすめです。

◎——水の選び方と飲み方で、体質改善も夢じゃない！

アルツハイマーを予防する「水素水」

長生きは喜ばしいことですが、加齢とともに「ボケたらどうしよう」という不安がつきまといます。現在、アルツハイマーや認知症の改善策として、ある水に注目が集まっています。その水とは「**水素水**」です。

アルツハイマーや認知症などは、活性酸素が脳に蓄積することにより、神経細胞が変性して発症すると、お話ししました。脳の神経細胞が変性すれば、ボケないまでも、記憶力の低下や動脈硬化などが起こってきます。

アルツハイマーや認知症、記憶力低下、動脈硬化からくる脳卒中を防ぐには、脳に溜まった活性酸素を消す必要があります。

過去に、東邦大学の石神昭人博士と東京都老人総合研究所は、マウスの脳に蓄積した活性酸素の量を、水素水が減らすことを研究により明らかにしました。

また、日本医大の太田成男教授らの研究では、ストレスを加えた**マウスに水素水を与えたところ、マウスの記憶力の低下が半減する**ことが示されています。記憶力に関係するのは、脳の海馬という部分です。この海馬の細胞がストレスによって変性し、変性細胞の数が増えると、記憶力が低下します。ところが、水素水を与えたところ、海馬の変性細胞が減少しました。さらに、脳に蓄積した活性酸素が消去され、変性細胞の数が減ったことで認知症が改善されることも、研究により明らかにされたのです。

今後、アルツハイマー病や認知症、動脈硬化などの予防策として、水素水がおおいに活用されるようになっていくかもしれません。

水素水をつくるには、いくつか方法がありますが、自宅で行うのは設備的に不可能です。

そこで、市販のものを買う必要がありますが、**水に充填された水素は、パッケージの封を切るとたちまち飛んでしまうという難点があります**。また、商品として高価で、予防のために日常的に飲むのは非現実的です。

ただ、特別なものを購入しなくても、天然水には水素を豊富に含むものがあります。天然の水素水は、封を切ったらすぐに水素が抜けてしまう、ということがありません。

その代表的なものが、活性酸素を消す水として紹介した129ページの水です。

◎——活性酸素を消す水は、ボケや記憶力低下も防ぐ

若返りの万能薬、プロポリス

私たちが暮らす社会は、高度に発達した文明に支えられています。ふだんどおりに生活しているだけで、活性酸素が体内から大量に放出され、寿命の回数券であるテロメアは、どんどんと短縮していきます。この負の連鎖を断ち切るには、抗酸化力の高いフィトケミカルや水を、日々摂取する習慣を持つことが、非常に重要です。

また、補助的な役割として、**活性酸素を抑える作用を持った健康食品をとることも効果的**だと、私は考えます。現代社会は、自ら積極的に行動しなければテロメアを守れないほど、体内に活性酸素を生みやすい環境にあるからです。

活性酸素を抑える天然の成分で、現在のところ最も抗酸化力があるとわかっているのは、プロポリスです。プロポリスは、ミツバチがさまざまな植物樹脂と自分の分泌物をあわせてつくった物質で、強力な抗菌作用があります。ミツバチはこの天然の抗菌物質を巣づくりに使い、巣内の衛生状態を保っています。

このプロポリスは、健康を守る貴重な物質として、古代より人間に愛用されてきました。プロポリスの中には、20~30種類ものフラボノイドが含まれます。フラボノイドもフィトケミカルの一種であり、プロポリスのフラボノイドは、他の植物由来のものより非常に強い抗酸化作用があることがわかっています。

現在、世界各国の研究者たちがこれを調査し、さまざまな健康作用があることが明らかにされています。そのうち、最も注目されるのは、プロポリスには、抗がん作用をもたらす多くの物質が含まれていることです。

ただし、同じプロポリスでもいろいろな製品が流通していますから、よく吟味してください。環境の厳しいアマゾンに生息するミツバチは、病気から自分を守るために強力なプロポリスを生成すると見られています。そのため、**ブラジル産のプロポリスは最も生産量が多く、最高級品といわれています。**

◎——プロポリスの強力な抗酸化作用は、万病に効く

第 3 章

長寿遺伝子をオンにする食べ方

「長寿遺伝子のスイッチ」は50歳を過ぎないと入らない

百寿者の方々が100歳を過ぎてなお元気で輝いているのは、寿命の回数券と呼ばれるテロメアの使い方が上手だからです。

また、100歳以上の長寿者と中年者のリスク遺伝子多型の数の分布は一致しており、「百寿者は病気のリスク遺伝子を持っていない」という通説は誤りであることも、第2章にてお話ししました。

では反対に、百寿者になる人は、長生きできるような遺伝子を生まれながら特別に持っているのでしょうか。これも、答えは「ノー」です。

2003年に、アメリカのマサチューセッツ工科大学のレオナルド・ガレンテ博士が、酵母の長寿遺伝子「Sir2（サーツー）」を発見しました。ガレンテ博士が行ったのは酵母を使った実験です。現在、人間では7種類あることがわかっています。

この長寿遺伝子は、長生きできるような人が特別に持っているものではありません。すべての人に等しく組み込まれている遺伝子です。

ただし、ふだんは細胞の中で眠っています。眠っている状態では働きません。長寿遺伝子を働かせるには、これを起こす必要があります。それが、近年よくいわれる「長寿遺伝子をオンにする」ということです。

長寿遺伝子をオンにする方法として、大きく取り上げられるのは、一つが「カロリー制限」、もう一つは「運動」です。長寿遺伝子は、この二点によって働き出すことがわかっています。

ただし、重要な条件が一つあります。長寿遺伝子が動き出すのは、加齢にともない、その遺伝子が働かなければならない状況になったときです。

若いときから働くものではありません。長寿遺伝子は、これから先の命の長さを考えるようになった、**50歳以上の人だけがオンにできる特権なのです**。

◎――長寿遺伝子はすべての人が持っている

老化の速度を遅らせるのが「長寿遺伝子」の働き

人が老化する最大の要因は、活性酸素によって細胞が傷つけられて劣化することにあります。わかりやすいところでいえば、肌が加齢とともに乾きやすくなり、シワが刻まれるのも、活性酸素によって肌細胞が劣化することに要因があります。

また、記憶力が落ちるのは、脳の中の記憶をつかさどる部分、海馬が活性酸素に傷つけられ、脳細胞が変性したり、数を減らしたりすることに起因します。このように、人を老化に導く活性酸素を発生させる最大の場所が、第1章でお話ししたとおり、ミトコンドリアです。

ミトコンドリアは、エネルギーの生成工場です。人が活動するためのエネルギーを酸素を使って継続的に生成しているのが、ミトコンドリアです。が、ミトコンドリアが故障すると、活性酸素が発生しやすくなります。活性酸素が細胞の遺伝子を傷つければ、細胞分裂のたびにその傷も遺伝され、体の随所に障害をもたらします。**老化とは、遺伝子の傷が原因で起こる肉体の変化のことを表す**のです。

長寿遺伝子には、活性酸素が起こした細胞の傷から遺伝子を守ることで、老化の速度を遅らせる働きがあります。この長寿遺伝子が目覚めるのは、人間のメインエンジンがミトコンドリア系に切り替わって、活性酸素の害が増え出すようになってからです。長寿遺伝子をオンにできるのは、個人差はあるものの、だいたい50歳を過ぎてからなのです。

ですから、**若い人が「長寿遺伝子をオンにしよう」と行動することに、意味はありません**。それどころか、長寿とは反対の作用を起こす危険性もあります。

50歳以前は、「解糖エンジン」をメインに働かせてエネルギーを生成しています。その原料となるのは、炭水化物などの糖質です。「解糖エンジン」は、古のエネルギー生成系であり、瞬発力はあるけれども、持続力はありません。

非常に燃費の悪いエンジンなのです。

だからこそ、**若い人は炭水化物をしっかりとる必要があります。**若い頃は、炭水化物を少々食べ過ぎても太らないのは、エネルギー生成の原料として使われているからです。

それにもかかわらず**炭水化物を制限してしまうと、エネルギー不足に陥り、かえってテロメアを短くしてしまう**のです。若い頃は、よく食べ、少々太っていたというくらいの人のほうが、無理なダイエットをしていた人より、結果的に長生きをしています。

◎――「老化」とは細胞の遺伝子の傷

50歳過ぎからのダイエットのススメ

ミトコンドリア系にメインエンジンが切り替わったのちは、長寿遺伝子は自らの働きかけしだいでオンにできます。長寿遺伝子をオンにできれば、活性酸素の害から身体各所の細胞を守ることができ、老化のスピードを遅らせるようになります。

長寿遺伝子をオンにする方法の一つは、カロリー制限です。長寿遺伝子は、エサとなるものが豊富にある環境では働かず、エサが少ない環境で働き出すことが、ガレンテ教授によって確認されています。

同様の実験は、アメリカのウィスコンシン大学でも、アカゲザル約80頭を使って行われています。実験では、カロリー制限をまったくしないグループと、30%のカロリー制限をしてきたグループを、約20年間、同じ環境で飼育しました。結果、カロリー制限をしなかったグループは約三分の一が死に、生きているサルも体毛が抜け、シワも多く、明らかな老化が見られました。ところが、30％のカロリー制限をされたグループは、約八割が生存し、見た目も活動力も若々しさにあふれていたのです。

私たち人間も、50歳を過ぎればカロリー制限によって長寿遺伝子をオンにできます。しかし、肥満の人は、長寿遺伝子をオンにできないこともわかっています。ただし、注意すべきなのは、「やせればどんな方法でもよい」とはいかないことです。体に無理な負担をかければ、テロメアは縮みます。**ストレスもやはりテロメアを短縮させる要因の一つ**なのです。

50歳を過ぎたのち、テロメアを守りながらできるダイエット法とは、糖質制限です。糖質は思っている以上にエネルギー量が多く、白米はお茶碗一杯（150グラム）で、240キロカロリーにもなります。これはたとえば、既製品のプリン一個近くに相当します。

甘い物やせんべいなどの穀類を使ったお菓子、清涼飲料水なども、糖質を多く含みます。

つまり、**主食と間食をなくすだけで、カロリー制限は十分できます**。この方法でダイエットすれば、「解糖エンジン」の動きを抑えられ、ミトコンドリアから無用の活性酸素を発生させずにすみます。

そのうえで、**体を温める工夫と深呼吸を行えば、「ミトコンドリアエンジン」の働きが活性化します**。長寿遺伝子をオンにするためにも、「ミトコンドリアエンジン」を働かせるためにも、テロメアを守るためにも、効果的なのは糖質制限食なのです。

◎——カロリー計算ではなく主食抜きでダイエットする

必要なのは「空腹」ではない

糖質制限食を続けているうちに、体重は適正値に近づいていきます。私も、糖質制限食を始めてから数カ月間で10キログラムやせ、その後は適正体重にとどまっています。

もともと白米も甘い物も大好きで、疲れたときなど「アイスクリームでも食べたいなあ」とふと頭をよぎりますが、その一個がテロメアを傷つけ、長寿遺伝子を怠けさせてしまうもとになると気づいていますから、甘い誘惑にも、もう負けません。

一方、野菜はたっぷり食べています。野菜には、カロリーを気にするほどのエネルギー量はありません。サラダのうえに高カロリーのドレッシングやマヨネーズをドバドバかけたり、油たっぷりの野菜炒めにしたりしなければ、量を気にせず食べられる食品です。

長寿遺伝子をオンにするのは「空腹」だと断言する人もいますが、前項でお話しした長寿遺伝子をオンにする実験結果を見てもわかるとおり、**必要なのは摂取エネルギーを減らすことです。これと空腹は違います。**大事なのは、エネルギー量をとり過ぎないことです。

食べ過ぎはテロメアを縮めるため、腹八分目にとどめることは必要です。しかし、食事の回数を極端に減らし、**食べる間隔があきすぎてしまえば、刻々と発生する活性酸素と闘うためのフィトケミカルを満足に供給できなくなります。**

断食をしたり、一日一食にするのも、それが自分の体にあっていると感じる人は、続けるとよいでしょう。ただし、「自分にあっているから他人もそうだ」という理屈は成り立ちません。無理は体に負担をかけます。**ストレスを感じれば、テロメアは短くなります。**

通常の人間は、一食抜けば次の食事にたくさん食べたくなるものですし、間食もしたくなります。私もそうです。それがわかっているから、私は一日三食をきちんと食べます。

朝と夕は糖質を抜きつつもたっぷりの野菜料理で食の満足感を高め、お昼だけ五穀米をいただきます。三食きちんと食べていると、間食が必要なくなります。

間食でつい口にするのは、おせんべいやクッキーなどでしょう。これらもやはり糖質をたっぷり含む食品です。

間食をしなくなれば、次の食事の前にはグ～ッとおなかがなります。ほどよい空腹がもたらす心地よい感覚は心身を癒し、寿命を延ばします。しかし、50歳を過ぎての過酷な行動は、体に負荷をかけ、テロメアを短くする原因になるので注意が必要です。

◎――食事の回数を減らすと活性酸素に負けてしまう

「コレステロール値」は少々高いほうが長生きできる

「肉は体に悪い」という意見が、一般常識のように世間に浸透していますが、これはとんでもない誤解です。

人間は60兆個の細胞からつくられていますが、**細胞が正常な働きを保てるのは、一個一個が膜につつまれているからです。この細胞膜をつくる原料になるのが、コレステロールです**。ミトコンドリアもテロメアも長寿遺伝子も、すべては細胞膜の内側にあります。これらが恒常的に機能できているのは、細胞膜に守られているからなのです。

コレステロールは、「善玉」と「悪玉」があると考えられていますが、善玉コレステロールも悪玉コレステロールも、体にとってはいずれも不可欠な成分です。

コレステロールが悪玉と化し、動脈硬化の原因となるのは、活性酸素と結びついたときです。このことを理解せず、「肉＝悪玉コレステロール＝健康悪」と短絡的に結びつけて、肉をまったく食べないようにするのは、かえって健康を損なうもとになります。

近年、「コレステロール値が高いほど死亡率が低かった」という大規模な研究や、「コレステロールを下げる薬を服用しても、心臓病予防効果は見られない」とする海外の研究報告があいついでいます。それを受け、**「コレステロール値は高いほうが長生き」とする指針を日本脂質栄養学会はまとめました。**

血中に含まれるコレステロールの総量を総コレステロールと呼びます。日本の場合、2007年まで、220mg／dL以上の人は治療の対象とされてきました。世界各国の上限値は、260〜270mg／dLが大半です。**日本の値は、極端に低かった**のです。

浜松医科大学の高田明和名誉教授は、11年にわたって大阪府民約一万人のコレステロール値と死亡率を調べています。その結果を見ると、220を超えても死亡率に影響はなく、**男性の場合、280未満まではコレステロール値が高**

くなるほど死亡率は下がっています。

50歳を過ぎたら、コレステロール値は少々高いくらいが長生きできます。今後、これが医療界の新常識になっていくでしょう。ちなみに、「総コレステロールの上限は220」という数値は適正でないと、専門家からの声も多く、現在、日本動脈硬化学会は総コレステロール値自体を診断基準から外しています。

◎——細胞にとってコレステロールは不可欠

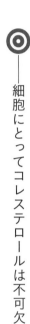

週に2～3回は「お肉」を食べなさい

50歳を過ぎたら、週に2～3回はお肉を食べましょう。これも、長寿を保つ重要事項の一つと考えてください。「健康のため」と大好きなお肉をやめることは、かえって細胞の健康を損なうもとになります。

100歳を超えてなお現役の医師を続けていらっしゃる日野原重明先生も、週に2回はステーキを食べています。日野原先生は、私が社外取締役を務める医療総合会社のトップであり、三カ月に一度はお会いしています。ふだんは粗食とのことですが、一緒に食事をすると、こちらが驚いてしまうほど、よく召し上がります。

100歳を過ぎてあそこまでのパワフルさを見せられると、特別な体を持っているのではないか、と思ってしまうところです。しかし、日野原先生は若い頃に結核を患っており、人並み以上の健康な体を持って生まれてこられたわけではないのです。それでも、100歳を過ぎて階段を一段飛ばしで三階まで走って上る元気さです。私は、せいぜい二階までです。

私も週に2回はステーキを楽しみます。そのときには、大量の野菜サラダも一緒に食べます。確かに、牛肉や豚肉は飽和脂肪酸が多く、この脂質をとると血液中の悪玉コレステロールが増えます。ただ、悪玉コレステロールが悪者になるのは活性酸素と結びついたときです。ですから、**活性酸素の害を消すため、お肉とともにフィトケミカルをたっぷりとるようにする**のです。こうすれば、大事なテロメアを守りつつ、細胞の強化をはかれます。

ただし、**週4回以上お肉を食べるのは逆効果**です。肉食が多くなると、カロリー過多になり、脂肪がつきます。また腸内バランスが崩れて、免疫力が落ちてしまうからです。

腸内細菌については、私が専門とする研究の一つです。いろんなところへ行って講演をしては、「植物性食品は腸によい影響を与えます。野菜や果物、豆類、海藻類をもっと食べましょう」と話しています。

すると、「先生のご意見に賛成です。腸内細菌のために、私はお肉を食べるのをやめました」といわれ、困惑してしまうことがたまにあります。

私は腸のために野菜を食べましょうとはいいますが、お肉をやめましょうとはいっていません。このようなストイックな考えをする人は大概ほっそりし、無駄なぜい肉がない体をしているのですが、不思議なことに、元気や生気にどこか乏しい感じがするのです。

◎——肉を食べるときにはフィトケミカルと一緒に

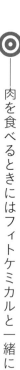

「性ホルモン」が減ると男性も更年期障害になる

近年、男性ホルモン（テストステロン）の分泌量の少ない中高年男性が増えてきました。倦怠感や不安感、集中力の低下など、50歳前後からこうした不調を覚える男性が多くなります。実は、これらの自覚症状は、**男性ホルモンの分泌量が減ったことによる「男性更年期障害」の代表的な主訴**でもあるのです。

更年期障害とは、女性特有のものだと思われがちですが、男性ホルモンが減れば、男性にも更年期障害は起こります。

男性ホルモンは、男性らしさの源泉です。性欲や性機能に影響を及ぼし、筋肉や骨を築く作用があります。男性が力強くエネルギッシュさを感じさせるのは、男性ホルモンのおかげなのです。

男性ホルモンは、20代を境に分泌量は下降線をたどり始め、40代になると、その量は極端に減ります。この頃から、「やる気が出ない」「疲れがとれずスッキリしない」「なんだか気が晴れない」というモヤモヤとした不調を感じるようになります。そのまま何もせず、男性ホルモンをさらに減らせば、自覚症状は顕著に現れるようになるのです。

女性は、「いつまでも女性らしくありたい」と、美の追求に熱心です。最近は、「美魔女」なる言葉も生まれています。年齢不詳の美しさを持つ女性をそう呼ぶのだそうです。

われわれ男性も、何歳になっても男性らしい魅力を維持し続けられるようなエネルギーを持ち続けたいものです。さて、その男性ホルモンも、日々の努力によって増やすことができます。

私は75歳を過ぎましたので、同年齢の男性たちより男性ホルモンを多く分泌していると自負しています。好みの女性には自ずと目が向きますし、性欲も結構あります。それは、男性ホルモンを毎日分泌させるような努力を、私自身が心がけているからです。

男性ホルモンの分泌量を増やすキーワードは、「食事」「飲酒」「睡眠」「運動」の四つです。まず必要なのは、コレステロールです。**男性ホルモンの原料は、コレステロール**だからです。私が「週2～3回は肉を食べなさい」というのは、男性ホルモンの分泌を促すためでもあります。

また、**飲み過ぎと寝不足は、分泌量を減らす一方、有酸素運動は分泌を促します**。そうした生活によって性ホルモンの分泌量を増やす努力をしていれば、男性も女性もいつまでもエネルギッシュで魅力的なまま、長寿を楽しめるのです。

◎――性ホルモンは日々の努力しだいで分泌量を増やせる

「ダイオキシン」は脂身に溜まる

食は生きる楽しみであると同時に、自分の健康を守る防衛策でもあります。お肉も食の大きな喜びの一つになりますが、選び方には注意してください。

私たち日本人の食生活は、わずか40~50年間で大きく様変わりしました。われわれ人類の進化の歴史の中で、塩以外に生き物ではないものを食べるようになったのは、ここ40年に過ぎません。防腐剤や食品添加物を使って、腐敗を止め、劣化しない味をつくり、おいしそうに色づけをした食品は、もはや生きた食べ物とはいえません。

お肉にも同じことが起こっています。肉鶏のブロイラーなどは大量生産するために、ホルモン注射をし、抗生物質を飲ませて、わずか50日余りで太らせて出荷されています。出荷前7日間は薬の入っていない飼料をやる規則になっていますが、しかし、そうやって育った鶏は「天然の肉」というよりも、「工場で大量生産された人工の肉」というのに近いでしょう。

牛肉や豚肉も、銘柄のはっきりわかるもの以外は、ホルモン注射や抗生物質が投与された心配があります。大量生産された肉は、安価で購入しやすい利点がありますが、**薬品で管理された肉**である、ということを頭に入れておいてください。

私たちの生命力を高めてくれるのは、天然の生き物です。人類38億年の進化の歴史の中で、不自然な形でつくられた食品を口にするようになったのは、半世紀に満たないのです。

肉料理を食べてよいのは、私たちの身体機能を考えれば、週に2～3回です。ならば、そのときくらいは、なるべく天然に近い形で育てられた肉を食べるようにしたいものです。天然の動物の肉は生命力にあふれており、私たちの心身を元気づけてくれます。

とはいえ、よい育て方をされた肉は高価であることは否めません。そこで、大量生産された肉を食べるときには、脂身の少ない肉を選びましょう。**有機塩**

素系農薬やダイオキシンは、脂肪に溜まります。調理の際に脂身をカットするのも大事です。軽く湯通しして脂分を落とすのもよい方法です。

煮込み料理の際には、アクをしっかりとりましょう。農薬や抗生物質はアクに浮いてきます。なお、肉に下味をつけると、化学物質がつけ汁に染み出してきます。肉に下味をつけたら、**つけ汁は捨てるようにしましょう**。

◎——肉を食すときには下処理をしっかりと

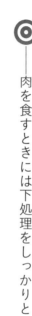

「ヒレ肉」や「もも肉」は食べたほうがいい

油脂についても述べておきましょう。長寿のためには、油脂のとり方が非常に重要です。

一般に常温で、**液体状のものを「油」、固体状のものを「脂肪」**と呼び、**両者をまとめて「油脂」**といいます。そのため、植物性のものは油、動物性のものは脂肪と、一般には呼ばれています。

しかし実際には、常温で液体と固体になる違いは、油脂に含まれる脂肪酸によるものです。脂肪酸の中でも、**飽和脂肪酸は常温で固まり、不飽和脂肪酸は常温では固まりません。**

飽和脂肪酸は、牛や豚などの脂身、卵、バターなどの乳製品のほか、熱帯で栽培されるパーム核油にも含まれます。これらの脂が健康上問題視されるのは、私たちの体内や血管内に入ると固まる可能性が高く、そうなると血液の流れが悪くなり、体内の細胞に十分な酸素や栄養を送り込めなくなるからです。よって、飽和脂肪酸は「控えたほうがよい油脂」によく分類されます。

とはいえ、肉や卵などには、飽和脂肪酸だけでなくコレステロールも含まれます。コレステロールは、細胞膜や性ホルモンをつくる原料であるとともに、筋肉をつくるときにも使われます。**「飽和脂肪酸が怖いから」と完全に排除してしまえば、長寿は遠ざかります**。

1990年に発表されたイギリスの調査によれば、コレステロール値を下げると心筋梗塞による死亡率は15%減少したものの、がんの死亡率は逆に43%も増加し、自殺や事故死に関しては76%も増加していました。

また、東京都健康長寿医療センターが、秋田県のある村の65歳以上の五〇四人を対象にして四年間調査した結果では、**女性に関してコレステロール値が低い人は、うつ病になりやすいことがわかっています**。

このように、一方では体によくない作用をする食品も、一方では健康を支える食品になることは、たくさんあります。

確かに飽和脂肪酸は大量にとると体によくありません。しかし、ある程度のコレステロールは必要です。大事なのは、正しい知識を仕入れて、賢く食事を楽しむことです。

たとえば、牛や豚肉を食べるならば、脂身の少ないヒレ肉やもも肉を選ぶようにすれば、飽和脂肪酸の摂取量を減らすことができます。

◎――コレステロールはうつ病も予防する

ボケを予防する「油」のとり方

不飽和脂肪酸は、魚類や冬野菜に多く含まれる油です。常温で液体の不飽和脂肪酸は、私たちの体内に入っても固まらず、血管内もサラサラと流れ、私たちの体にあまり悪さをしません。とくに、不飽和脂肪酸の中でも**多価不飽和脂肪酸**《たかふほうわしぼうさん》**は、脳機能との関連で非常に注目される油です。**

多価不飽和脂肪酸は、哺乳類の神経系の構造と機能に必要な物質です。脳内の細胞膜の構造、とくに樹状突起《じゅじょうとっき》やシナプスの細胞膜の構造に欠かせない物質の原料となるからです。

ですから、脳の細胞膜の構造や活性化を保つには、これらの多価不飽和脂肪酸を積極的にとる必要があるのです。

とくに、50歳以上の人にとっては、**多価不飽和脂肪酸を含んだ食事は、アルツハイマー型の認知症に対して、予防や症状の進行を遅らせるのに有効**だとされています。

多価不飽和脂肪酸にはオメガ3脂肪酸とオメガ6脂肪酸の二つに分かれますが、どちらかをとっていればよい、というものではありません。摂取にはバランスが非常に重要です。

オメガ3脂肪酸には、α―リノレン酸、DHA（ドコサヘキサエン酸）、EPA（エイコサペンタエン酸）などがあります。α―リノレン酸は亜麻仁油やシソ油（エゴマ油）に多く、DHAやEPAは青魚に含まれます。

一方のオメガ6脂肪酸は、コーン油、大豆油、ゴマ油に豊富です。

現在の日本の食生活は、オメガ3脂肪酸をとる量が極端に減り、オメガ6脂肪酸が増えています。このアンバランスは、長寿を願うならば、正さなければいけません。

フィンランドの調査によると、**一週間に2回以上魚を食べる人は、抑うつや希死念慮《きしねんりょ》が低くなるとの結果が出ています。**

日本の国立がん研究センターの疫学調査では、二五万人以上を17年間追跡した結果、毎日魚を食べる人は、自殺する率が確かに少なくなっていました。

長寿遺伝子をオンにすることも大事ですが、ボケ防止と長寿は両立させたいところです。

「食事の中心は野菜と魚、週に2〜3回だけ肉」が私のおすすめする食事バランスです。

◎——常温でも固まらない油がいい

「マーガリン」は脳を劣化させる！

食品には一長一短があり、だからこそ毎日の食事では、いろいろな食品をバランスよく食べることが大事です。ただし、**健康を害するしかない油脂もあります**。それは、**トランス脂肪酸**です。マーガリンやショートニングなどに多く含まれます。

バターは飽和脂肪酸を多く含むため、植物性のマーガリンのほうが体によいと考えている人は少なくないでしょう。

しかし、これは大きな間違いです。本来、多価不飽和脂肪酸の豊富な植物油は、常温では液体であるし、酸化しやすく、傷みやすいのが特徴です。

そこで、水素添加という方法で、植物油を常温でも固形に保ち、腐りにくい状態にしたのが、マーガリンです。その製造過程で水素を添加すると、飽和脂肪酸によく似ているものの、分子構造のいびつな脂肪酸ができます。これがトランス脂肪酸です。

脂肪を研究している科学者の間では、油に水素添加することを「オイルをプラスチック化する」と表現するそうです。トランス脂肪酸は、プラスチックのように自然界には存在せず、分解されにくいからです。

事実、トランス脂肪酸が人体に入ってくると、分解や代謝に大量のエネルギーと時間、ミネラルやビタミンが消耗されます。活性酸素も発生します。そうなれば、テロメアは短縮します。

他に、心臓病や糖尿病の発生にも深く関与していることがわかっていますが、とくに**トランス脂肪酸の害を受けるのは、脳だと考えられています**。それは、脳の約60%が、脂質でできているためです。イギリスのオックスフォード大学のピュリ医師らは、トランス脂肪酸が脳の活動に必要な酵素を壊し、注意欠陥障害（ＡＤＤ）や注意欠陥多動性障害（ＡＤＨＤ）などを引き起こす要因になると警告しています。

アメリカ神経学会の学会誌に２００４年に発表された論文には、シカゴ郊外の65歳以上の住民二五六〇人を長期間追跡した結果、**トランス脂肪酸を多くとっている高齢者は、認知症になりやすい**ことが記されています。

脳を構成する脂質には多価不飽和脂肪酸が欠かせません。しかし、魚を常食していない人はオメガ3脂肪酸が不足しているため、トランス脂肪酸が脳の構成材料に使われてしまいます。結果、細胞膜が不安定になり、脳の伝達機能が衰えていく危険性が高まるのです。

◎——トランス脂肪酸は認知症を助長している

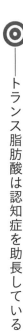

「腐らない食べ物」＝フライドポテト

本来、食用油は長く保存できないものです。生鮮食品なのです。天然の油は、冷暗所で保存しなければ、すぐに傷んでしまいます。

ところが**現在の油はスーパーに長期間陳列されても傷まず、封を切ったのち、常温で保存していても腐ることはありません**。

現在、大半の油は大量生産されています。植物から大量に抽出し、腐らせないようにするために、脱臭や漂白、熱処理が行われています。結果、ビタミンEや、β―カロテン、レシチンなどの有効成分はほとんどが取り除かれていきます。そればかりではありません。オメガ3脂肪酸やオメガ6脂肪酸の多くが破壊され、有害なトランス脂肪酸に変化しています。**安価な植物油には、大量生産の過程で、トランス脂肪酸が含まれてしまうのです**。

また、ショートニングにもトランス脂肪酸が大量に含まれます。ショートニングは、フライドポテトやレトルトカレー、アイスクリーム、ケーキ、クッキー、チョコレート類、菓子パンなどのほか、インスタント麺、シチューやカレーのルウ、マヨネーズなどにも入っています。冷凍食品の唐揚げやピザ、コロッケなども、これを含みます。

こうしたものを購入するときには、ぜひパッケージの原材料欄を見てください。**「植物油」と書かれているものには、トランス脂肪酸が含まれています。**

私が最も驚いたのは、コーヒーフレッシュがトランス脂肪酸の固まりだということです。生クリームや牛乳は一滴も入っておらず、主成分はサラダ油で、その他には乳化剤や増粘《ぞうねん》多糖類《たとうるい》、カラメル色素などです。コーヒーショップなどに行くと、セルフコーナーに常温で常備されています。乳製品ならば、常温保存すれば、すぐに腐るはずです。

生きた食べ物は、常温で放置しておくと腐ります。腐らない食品があることが、不自然です。

ある友人から、こんな話を聞きました。彼はフライドポテトが大好物で、ドライブスルーでポテトを買っては、車の中で食べていました。身の回りに無頓着の彼は、2年ぶりに車内の掃除をしました。すると、カビも生えず腐りもしないポテトが見つかったそうです。

長寿遺伝子をオンにするならば、体と心と脳の健康のために、何を食べ、何を控えるべきか、よく考えましょう。大事なのは、健康ではつらつと長生きすることなのです。

◎——腐らない食品は人間にもよくない

50歳を過ぎてからの「マラソン」は危険！

長寿遺伝子をオンにするために、もう一つ不可欠なのが運動です。**運動によって筋肉を収縮させせると、長寿遺伝子の働きを引き出せると考えられています。**

また、長寿遺伝子は、肥満の体では働かないこともわかっています。50歳を過ぎて、長寿遺伝子をオンにできる体になってきたら、標準体重にすることも大事です。太っている人はやせましょう。体を健康的にスリム化するのに、運動の役割は重要です。

50歳を過ぎて必要な運動とは、有酸素運動です。有酸素運動とは、酸素をたくさん使って、筋収縮のエネルギーをつくり出す運動です。酸素をたくさん吸い込めば、「ミトコンドリアエンジン」の働きが高まります。また、有酸素運動は、性ホルモンの分泌にも役立ちます。とくに**男性ホルモンは、筋肉からも**

つくり出されますから、筋肉をほどよく使うような筋肉トレーニングもおすすめです。

ただし、50歳からの運動には、注意点があります。ご自身が「心地よい」と感じるところでとどめてください。疲れてぐったりしたり、翌日に疲れが残ったりするような激しい運動は、逆効果になります。

ミトコンドリア系がメインエンジンとなった体は、活性酸素を生み出しやすい体です。**体に過度の負担をかけると、活性酸素の発生量が増え、テロメアをかえって短くします。**運動に熱中しすぎて、

◎標準体重の計算式

BMI＝体重(kg)÷[身長(m)×身長(m)]

※BMI22が理想。25以上は肥満

標準体重(kg)＝身長(m)×身長(m)×22

活性酸素の発生を許してしまっては、元も子もないのです。

有酸素運動といえば、ジョギングを思い浮かべる人も多いでしょう。走ることの好きな人にとっては、ジョギングもよい有酸素運動ですが、無理して痛みが出るほど走るのは、体にとってよいことではありません。

とくに最近はマラソンブームです。東京マラソンや大阪マラソンなど、マラソンを楽しむ高齢者も増えています。50歳以前ならば、マラソンも心身を鍛えるよい運動になるでしょう。

しかし、**50歳を過ぎてからのフルマラソンは危険です**。ご自分ではまだまだ若いつもりでも、体は「ミトコンドリアエンジン」に切り替わっているのです。

高齢になって陸上を続けている人を見ると、誰もが「すごいな」「元気だな」と感心します。しかし、そうした人たちが、人一倍若々しく見えるかといえば、疑問です。

さすがに体は快活に動きますが、顔のシワは深いことが少なくありません。

過度の負担を体にかけているため、活性酸素によって肌老化が進んでいるからです。

50歳から必要な運動は、ほんの少し息があがる程度のゆるやかな有酸素運動です。体に過度の負担をかけずに、ほどほどのところで体を動かすことが、長寿遺伝子をオンにするだけでなく、「ミトコンドリアエンジン」の働きを高め、テロメアの短縮を抑える長寿運動となるのです。

◎――運動しすぎもテロメアには害になる

私が実践する「温泉健康法」

長寿のための運動は、ご自分が好きなことを「心地よい」と感じる範囲内で、継続して行うとよいでしょう。あんまり楽をしても長寿遺伝子は働きませんから、**有酸素運動で少し息があがるくらいがちょうどよい**と思います。

たとえば、歩くことが好きならば、ウォーキングがよいですし、ゴルフなどもよい運動です。忙しい人は、運動の時間を持つのは難しいかもしれません。そうしたときには、外出時にエスカレーターやエレベーターは使わずに階段を上り下りするだけでも、長寿運動になります。私も、講演などで会場に行くときは、最寄り駅から景色を眺めながら歩くようにしていました。

また、自宅の近くにある温泉施設に通うのも、私の健康法の一つです。

「ミトコンドリアエンジン」を活性化させる条件は、細胞の内部環境を温めることと、酸素を十分に供給することの二つです。そこで、私は屋内のお風呂で体を十分に温めたら、次に露天風呂に入り、深呼吸をして新鮮な空気をたっぷり吸い込むことにしています。「**がんになった人は、お風呂に入って体を温め、深呼吸をするとよい**」というのは、免疫学者の安保徹先生の理論の一つです。

第1章でもお話ししましたが、がん細胞は先祖返りした細胞であって、低体温・低酸素のもとで増殖します。反対に、「ミトコンドリアエンジン」が活性化するような、温かい環境と高酸素のもとでは、がん細胞は増殖できません。ですから、**50歳を過ぎたらとにかく体を冷やしてはいけません**。

私も、50歳頃からこの「温泉健康法」を続けています。また、温泉のはしで、浴槽に足を引っかけ、腹筋運動をするのも、私流の健康法です。いくら私でも素っ裸で腹筋運動する姿を人に見られるのは恥ずかしいので、なるべく人の少ないときにだけやっていますが、なかなかよい運動になります。おかげさまで、二度の糖尿病以外には、大病をせず、元気に70代を過ごしています。

◎——体を温めて深呼吸をするとがん細胞対策になる

第4章

腸と心を充実させると、人はボケない

「ピンピンコロリ」は腸から

ピンピンコロリ。どんなふうに長生きしたいかと尋ねられたら、そう答える人は少なくないでしょう。最期のときまで、元気はつらつと楽しく人生を謳歌し、そのときがきたら、家族になるべく迷惑をかけずにコロリと逝く。理想の長寿のあり方だと私も思います。では、どうすれば、ピンピンコロリと生きられるでしょうか。

ピンピンコロリに必要なのは、当然ですが、病気をしないことです。

私たちの体には、病原菌などの外敵から体を守って病気になるのを防いだり、かかった病気を治そうとしたりする力が備わっています。この力を免疫力と呼びます。元気はつらつと長寿を保つには、免疫力を高めることが欠かせません。

免疫の働きは、主に三本の柱で成り立っています。一つは「**感染の防衛**」であり、一つは「**健康の維持**」、もう一つは「**老化・病気の予防**」です。この三つの柱を働かせながら、私たちの体を病気から守り、老化を防ぎ、生きる力を高めています。

加齢とともに人ごとではなくなってくるがんも、近年患者数を劇的に増やしているうつ病などの心の病も、免疫力が高い状態で働いていれば、発病する心配はなくなります。

ところが、免疫力が弱まると、さまざまな病を引き起こしやすくなります。その病とは、風邪などの感染症のほか、がん・心筋梗塞・脳卒中・糖尿病の四大疾病のみではありません。

近年、患者数を大きく増やしているアトピー性皮膚炎やぜんそく、**花粉症などのアレルギー性疾患は、免疫のバランスが崩れたことが原因です**。免疫力が弱まったために正常に働けなくなり、本来は体に害のない異物に対して反応し、炎症を起こすのです。

関節リウマチや膠原病《こうげんびょう》なども、免疫が弱まったことが発症の原因です。これらは、自己免疫疾患と呼ばれます。自分の免疫力が、自分の組織を攻撃して病気をつくるのです。

では、どうすれば私たちは免疫力を高められるのでしょうか。キーワードは「**腸内細菌**」です。おなかに棲む腸内細菌を慈しみ、自分自身の手で育てあげる努力をすれば、免疫力は確実に高まります。

免疫力の七割は、腸で決まります。免疫力の向上にとくに重要な働きを担っているのが、私たちの腸管に棲む腸内細菌なのです。

◎――免疫力は腸内細菌を育てることから

腸内細菌を増やして「介護のいらない体」になる

腸内細菌は、活性酸素の悪さを抑える最高の微生物です。腸内細菌が増えると、体内での活性酸素の作用を減らせることがわかっています。

これを証明したのは、アメリカのバイオテクノロジー企業で研究しているA・グドコフ教授です。教授は、**腸内細菌からつくられるタンパク質に放射線障害を防御する作用があることを確かめました。**放射線障害とは、前にも述べたように、細胞が放射線を浴びることで大量の活性酸素を出し、隣の細胞を次々に破壊していってしまう「もらい泣き現象」にあります。こうした障害を防ぐ薬が、腸内細菌からつくられたのです。

実験では、サルに致死量の放射線を当て、何もしなかった群と、腸内細菌からつくられた薬を投与した群の生存率を比較しました。その結果、薬が投与されなかった群のサルは70％が死んだのに対し、薬が注射されたサルは100％

生き残り、放射線障害の度合いも少ないものでした。

なぜ、腸内細菌が放射線障害、すなわち活性酸素の「もらい泣き現象」を抑えたのでしょうか。細菌は、地球上に生まれた最初の生物の一つであり、放射線の非常に強い中で、仲間を増やし続けてきた生命力の旺盛な生物です。放射線の強力な中、それに対抗できるだけの抗酸化作用によって、自分の身を守ってきたのです。

腸内細菌も、人類の進化の過程で腸内に入り込んだ微生物です。この**腸内細菌にも、強い抗酸化作用があります**。その抗酸化作用によって、腹部に溜まった活性酸素を中和し、無毒化する働きがあるのです。

免疫の七割は腸が握っています。腸が元気ならば、免疫力も高まり、ほとんどの病を防げるのです。さらに活性酸素が減れば、テロメアの短縮は抑えられ、寿命を延ばすことができます。

腸内細菌と免疫力とテロメア。この三つを上手に連鎖させ、働きを高めていくことによって、長寿と健康という幸福の両輪はスムーズに走りだします。病気にならずに長生きできれば、「人に介護されて生きる」という老いの不安は消え、人生を楽しめるでしょう。

長生きと介護される余生は、イコールで結ばれているわけではありません。その結びつきを断ち切る方法をいくつか述べてきましたが、最終章にてもう一つの重要な方法をお伝えします。それが、あなたのおなかに棲んでいる腸内細菌を元気にすることなのです。

◎──腸内細菌は活性酸素の害を抑えてくれる

理想の「腸内フローラ」とは？

人の腸管は、成人で10メートル近くもの長さがあり、広げればテニスコート一面分にもなります。そこには、さまざまな腸内細菌が集合体をつくって生息しています。その姿は、花畑のように色鮮やかであることから、腸内フローラと呼ばれています。

腸内フローラの美しさは、腸内細菌たちの縄張り意識の強さがつくり出すものともいえます。**腸内細菌は、体に悪さをする菌が入り込んでくると、その侵入を防ごうと攻撃するのです。**

腸は「内なる外」です。食べたものや病原菌が体内に吸収されるのは、腸からです。病原菌が腸内細菌に排除されれば、病原菌が腸から侵入して体内に回ることはありません。このように、病原菌などの異物から体を守る免疫システムは、腸内フローラとの密接な連携によって活性化しています。

腸内細菌は、成人で5万種類以上あり、そこには1000兆個以上の細菌類がいると推測されています。重さにすると、なんと1〜2キログラムにもなります。

それらの腸内細菌は、主に三つのタイプにわけられます。それがよく聞く「善玉菌」「悪玉菌」「日和見菌」です。

「善玉菌を増やして、悪玉菌を退治しよう」などという宣伝文句を見かけることがありますが、これは間違いです。善玉菌、悪玉菌という呼び名は、人間が便宜上つけたもので、悪玉菌も腸内にて非常に重要な役割を担っています。**腸管にとって重要なのは、善玉菌と悪玉菌と日和見菌のバランス**です。

善玉菌ががんばって働くには、悪玉菌の助けが必要です。ただし、悪玉菌が増えてしまうと、善玉菌は減ってしまいます。善玉菌が多くなれば腸は若々しさを保ちますが、悪玉菌が勢力を拡大すると腸は老化し、免疫力も低下するのです。日和見菌は、勢力の優勢なほうにつき、免疫力が落ちてくると体に悪いことを始めます。

腸内フローラの理想の状態とは、「**善玉菌を優位にして、日和見菌を多くして、悪玉菌は少々」というバランスです。**このバランスが保たれているときこそ、免疫力は最も強化され、病原菌に負けない体を築くことができるのです。

◎──腸内フローラは善悪のバランスが大切

悪玉菌がゼロでも腸はうまく働かない

善玉菌と一言でいっても、種類はさまざまです。最も代表的なのが、ビフィズス菌をはじめとする乳酸菌群です。乳酸菌群は、腸内を酸性に保ちます。多くの病原菌は、酸性の場所では生きていられません。**乳酸菌群は、腸内を酸性に保つことによって、外から侵入してきた敵とみなされる菌を排除してくれています。**

また、乳酸菌には、免疫力を高める作用もあります。乳酸菌の細胞壁には、強力な免疫増強因子があって、それが腸管にいる免疫細胞を刺激することもわかっています。

一方、悪玉菌の代表といえば、いわずと知れた大腸菌です。しかし、その働きを正しく理解している人がどれだけいるでしょうか。私たちの免疫システムには、敵とみなした異物は徹底的に排除しようとする働きがあります。ところが、腸内には大腸菌をはじめとする悪玉菌の数々が棲んでいます。悪玉菌が、体に悪さをするだけの菌ならば、免疫システムに排除されるはずです。ところが、そうならないということは、**免疫システムが悪玉菌も必要だと判断しているのです**。

たとえば大腸菌は、O―157菌など有害な菌が侵入してきたとき、それをいち早く排除しようとする番兵のような仕事をします。また、腸に大腸菌が一匹もいない状態で野菜を食べたら、私たちの体は具合が悪くなります。人間は野菜の持つセルロース（不溶性食物繊維）を分解する酵素を持っていません。私たちが食べたセルロースを、せっせと分解してくれる働きも、大腸菌は持っています。しかも、大腸菌はセルロースの分解過程にて、ビタミンの合成もしてくれているのです。

人は悪玉菌がいなければ、生きていられません。こんなに大事な菌を、先人は便宜上とはいえなぜ「悪玉菌」と名づけたのでしょうか。

それは、悪玉菌にはタンパク質やアミノ酸を分解し、アンモニアや硫化物、アミンなどの有害物質をつくり出す働きもあるからです。それらの物質は腸の老化を導くばかりでなく、身体各部の臓器を傷つけ、病気の原因にもなっていきます。ですから、悪玉菌は多すぎてもいけないのです。

理想の腸内バランスは、免疫力を向上させ病気のない長寿を築いてくれます。そのためには、腸内細菌がそれぞれの仕事に邁進できるよう、私たちの後方支援が不可欠なのです。

◎──悪玉菌は食物繊維を分解してくれる

日本人の便が小さくなっている！

腸内細菌の働きを後方支援する方法は、食にあります。第一に必要なのは、食物繊維を豊富にとることです。食物繊維は腸内細菌の大好物です。

ところが近年、日本人の食物繊維の摂取量が減ってきています。大好きなエサが入ってこなければ、腸内細菌は仲間を増やすことも、思うように働くこともできなくなります。

腸内細菌の数は、糞便の量に深く関係しています。糞便の約半分は、死んだ腸内細菌と生きた腸内細菌です。ですから、**腸管にどのくらいの腸内細菌がいるのかは、自分の糞便の量を見ればわかります**。毎日の糞便チェックは、健康状態を占う〝ウン性判断〟です。

今、日本人のウン性判断は、最悪ラインにあります。１９５０年頃に一日あたり約350〜400グラムもあった日本人の糞便量は、現在150〜200グラムにまで減っています。およそ半分の量です。

同じように食物繊維の摂取量も激減しています。戦後まもなくは、日本人の食物繊維の摂取量（一日当たり）は27グラムあったのが、現在は12グラムにまで減っています。食物繊維の摂取量が減れば、糞便は減ります。**糞便量の減少は、腸内細菌の減少を表しています。**

戦前の日本人は免疫力が非常に強く、ウンチの量も世界一でした。戦時中、日本の陣営に偵察に来たアメリカのスパイが、ウンチの量を見て「日本兵は、アメリカ兵の倍の数がいる」と、驚いたという逸話も残されています。立派で大量のウンチを見て、アメリカ兵は日本兵の数を大きく勘違いした、というのです。

ところが現在、そんな立派なウンチをする人が少なくなっています。便秘症の若い女性の糞便は、80グラムしかなかったという調査結果もあります。そうした人の免疫力は、とても心配な状態にあると推測されます。

でっかいウンチは、腸管で理想の腸内フローラが形成されていることを表します。

ぜひ、毎日、でっかいウンチができるよう努めてください。

◎——ウンチの量が多いほど腸内フローラが整っている証拠

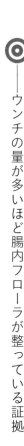

「食物繊維」で自殺が止められる？

日本は世界有数の長寿国ですが、世界有数の自殺国でもあります。年間三万人もの人が自殺しています。日本の特徴は、中高年の成人男性の自殺率が高いことが挙げられます。自ら命を絶つ裏には、本人に耐えきれないほどの苦痛があるのだと思いますが、125歳まで生きられる寿命を持って生まれてきているのに、残念なことです。

なぜ、日本は自殺者が多いのでしょうか。最大の理由としてよく語られるのは、長引く不況です。しかし、はたしてそうでしょうか。

たとえばメキシコは、経済的に常に困窮している国です。ところが、メキシコ人は自殺者が少なく、自殺率は一〇万人中わずか四人です。これに対して日本は、一〇万人中約二四人です。この状況はどう理解するとよいのでしょうか。ここにもう一つ、あるデータを引き合わせると、非常におもしろいことが見えてきます。メキシコは、食物繊維の摂取量が世界一多い国で、その量は日本の三倍にもなるのです。

私たちはストレスを受けると、体内にコルチゾールが増えます。コルチゾールは副腎皮質という部位から分泌される生体に不可欠なホルモンですが、量が多くなると、**免疫機能を担っているナチュラルキラー細胞（NK細胞）の働きを低下させます**。

ストレス過剰の生活を続けていると、風邪などの感染症にかかりやすくなるのは、NK細胞の働きが悪くなって、免疫力が下がるためです。同時に、精神的にも落ち込みやすくなります。免疫力の低下は精神面にも影響し、生きる力を削いでしまうのです。

ところが、**食物繊維を多くとっていれば、過剰なストレスを負っても、NK細胞の働きは削がれないことがわかっています**。食物繊維をふだんからたくさんとっている人は生命力が旺盛で、自ら死んでしまおうという思考回路にはならないのです。

反対に、うつ病などの精神疾患にかかりやすい人は、自分の好きなものばかり食べていて、食物繊維の摂取量が少ないという報告もあります。

心の問題にも、食物繊維がかかわっていることは明らかです。

人間ですから、ときには気分が塞いだり、やる気が起こらなかったり、ふっと死にたくなってしまうこともあるでしょう。そんなうつ気分のときには、食物繊維たっぷりの食事をとり、腸内細菌の生命力を高めてください。

◎——腸内細菌が喜ぶ食物繊維は心の栄養にもなっている

「ドーパミン」や「セロトニン」も腸内細菌が合成していた！

では、食物繊維と心には、どのようなかかわりがあるのでしょうか。

食物繊維は腸内細菌のエサです。これをたくさんとっていれば、腸内細菌の数も必然的に増えていきます。

腸内細菌が増え、理想の腸内フローラが築かれれば、人の幸福度は高まります。腸内細菌と幸福度とは、一見、無関係のようですが、両者は非常に強い結びつきがあるのです。

人の幸福感は、ドーパミンとセロトニンという脳内物質によってつくり出されています。ドーパミンとセロトニンのもとになるのは、必須アミノ酸です。必須アミノ酸とは、人間が体内で十分な量を合成できないため、とくに重視してとらなければならないアミノ酸のことで、肉や魚、卵、大豆、乳製品など、タンパク質の豊富な食べ物からつくられます。

ですから、幸せ物質の分泌量を増やすには、タンパク質をとる必要がありま す。しかし、それだけでは、ドーパミンやセロトニンを脳内で増やすことはできないのです。

なぜなら、必須アミノ酸を摂取したからといって、ただちにドーパミンやセロトニンになるわけではないからです。必須アミノ酸は体内に取り込まれるとドーパミンやセロトニンの前駆体《ぜんくたい》にひとまず姿を変え、脳内に送られてから、幸せ物質となって脳内で働きます。その**前駆体を腸内で合成しているのが、腸内細菌なのです**。

さらに、腸内細菌は、幸せ物質の前駆体を合成したのち、それを脳へ送り込む働きもしています。その前駆体が脳へ届けられてこそ、脳内にてドーパミンやセロトニンが分泌されるのです。

最近の日本人を見ていると、心から笑い、人生を楽しんでいる人が減っているように感じます。やる気を失っている人も多いでしょう。その原因を「今の日本が、未来への希望を持ちにくい社会だから」という人がいますが、それは外因的要素に過ぎないでしょう。

外の世界をどう感じるのかは、その人の心しだいです。不安感が強く、人生を楽しめていない人は、たいがい腸内細菌が減少し、腸内フローラが乱れています。それゆえ、幸せ物質の前駆体がうまく合成されず、脳内の幸せ物質が少なくなっているのです。

◎――タンパク質をとって脳内物質を増やすと幸福を感じる

「ボケない脳」は腸から始まる

腸内細菌を増やし、タンパク質をほどよくとっていれば、脳内のドーパミンやセロトニンの分泌をうながすことができます。

ドーパミンとは、快の感情や意欲をつかさどる神経伝達物質です。笑いや「楽しい」「嬉しい」という感情は、**ドーパミンの関与によって生まれます。ドーパミンが脳内で十分に機能している人は、何ごとにも意欲的で明るい性格を示します**。また、体を動かしたり、何かを学んだりする際にも、脳内ではドーパミンが働いています。

セロトニンは、人間の精神面に多大な影響を与える神経伝達物質で、心のバランスを整える作用があります。**人が幸福感を覚えるのは、セロトニンの作用のおかげです**。セロトニンが不足すると、うつ病や睡眠障害に陥ることがあります。

高齢になっても好奇心旺盛で、新しいことにチャレンジしては多くを学び、行動力のある人がいます。そうした人は、脳内のドーパミン・セロトニンの分泌量が多く、十分に機能しているのでしょう。腸内細菌も多く、理想の腸内フローラが築かれているはずです。

反対に、自宅に引きこもり、口から洩れる言葉は不満と不安ばかりで、塞ぎこみがちな高齢者も少なくありません。脳内で、ドーパミン・セロトニンが十分に分泌されていない状態です。こうした人は、ウンチがかなり貧弱なはずです。腸内細菌が少ないために、幸せ物質の前駆体を合成できずにいるのです。

私は、腸内細菌を健全に保つことによって、認知症やパーキンソン病も予防できるのではないか、と考えています。パーキンソン病は、脳内のドーパミン不足が、発症原因の一つに挙げられます。また、認知症になると、精神がうつ状態になります。不安感や焦燥感も強くなります。セロトニンが不足した状態です。

アメリカのコロンビア大学のマイケル・D・ガーション教授は、著作『セカ

ンド ブレイン』（小学館）にて、セロトニンなど脳内で幸せを感じる物質の前駆体のほとんどすべては、腸でつくられていると述べています。

ボケない人生は、腸がつくります。いつまでも自立した人生をめざすならば、意識的に腸内細菌を増やす努力をすることです。それによって、ボケない脳と病気にならない体が維持されるのです。

◎——「幸せ物質」の不足が認知症の原因になる

「二種類の食物繊維」の食べ分け方

では、腸内細菌を増やし、理想の腸内フローラを築くにはどうすればよいでしょう。

最も重要なことは、腸内細菌の大好物である食物繊維をしっかりとることです。食物繊維には、水に溶ける水溶性のものと、水に溶けない不溶性のものがあります。

腸内細菌は、水溶性の食物繊維をより好むようです。水溶性の食物繊維は発酵しやすく、ビフィズス菌が増えやすい特徴があります。

具体的な食品では、昆布やワカメなどの海藻類のほか、全粒穀物や豆類に豊富に含まれます。また、ゴボウ、エシャロット、にんにく、アボカド、果物類にも多いですし、納豆、オクラ、モロヘイヤ、里芋などネバネバした食品にも豊富です。とくに、オクラ納豆やモロヘイヤ納豆のコンビネーションは腸内細菌がとても喜ぶでしょう。豆腐とワカメの味噌汁、きんぴらゴボウ、里芋の煮物、アボカドとグレープフルーツのサラダ、焼きエシャロットなども、腸内細菌には嬉しい料理です。

水溶性の食物繊維には、粘着性があって胃や腸をゆっくり移動するのでおなかがすきにくく、**食べ過ぎを防いでくれるというメリットもあります**。また、糖質の吸収をゆるやかにするため、食後、血糖値が急激に上がるのを防ぎ、糖尿病の予防や改善にも役立ちます。胆汁酸やコレステロールを自分にくっつけて体外に排出する働きもあります。**ダイエットにももってこいの栄養素なのです**。

一方、不溶性の食物繊維は不要かといえば、そんなことはありません。

不溶性の食物繊維にも、腸を健康にする重要な役割があります。不溶性の食物繊維は、人間の消化液では消化されません。その強い繊維によって、腸内のカスや細菌の死骸などをからめとりながら、ウンチの量を増やしてくれます。

不溶性の食物繊維が不足すると、食べ物のカスや細菌の死骸が腸内に残り、**腐**

敗菌を増殖させる一因となります。腐敗菌が増えれば、腸内フローラが乱れ、善玉菌を減らすことになります。

また、不溶性の食物繊維は、胃や腸で水分を吸い取って大きく膨らみ、腸を刺激してくれます。便意を感じにくく、便秘がちの人には、より積極的にとってほしい栄養素です。

含有量の多い食品は、全粒穀物や野菜、豆類です。きのこ類や海藻、おからなどにも豊富です。こうした野菜を毎日食べることは、腸の健康にも大事なことなのです。

◎――水に溶ける食物繊維も溶けない食物繊維も両方必要

発酵食品は「若返りの食べ物」

発酵食品も、腸内細菌を元気にします。発酵食品は、カビ・酵母・細菌などの微生物が、食材に含まれるデンプンや糖、タンパク質などを分解・合成し、栄養価の高い新たな成分をつくりあげている食品のことです。

たとえば、糠漬けには乳酸菌、納豆には納豆菌、味噌には麹菌、ヨーグルトにはビフィズス菌、チーズには乳酸菌などが働き、おいしい食品をつくってくれています。

最近は、塩麹が大人気です。米麹と塩と水でつくる塩麹は、食品の保存性を高め、味をよくしてくれますし、卓上調味料としても使えます。

乳酸菌やビフィズス菌などが他の腸内細菌に及ぼす好影響については、ある程度明らかにされていますが、たとえば納豆菌や麹菌が腸内に入るとどのような影響が起こるかについては、解明が待たれている状況です。

とはいえ、納豆菌や麹菌などの細菌類を腸の中に入れると、腸内細菌が全体的に増え、腸内フローラのバランスもよくなり、結果、免疫機能が高まることは明らかです。

日本が世界有数の長寿国であるのは、漬け物や納豆、味噌、醤油などの発酵食品を日常的に食していることと無関係ではないでしょう。米酢やみりん、かつお節、日本酒、焼酎も、麹菌を使ってつくられています。

伝統的な和食には、発酵食品の数々が使われているのです。こうした**発酵食品を毎日のように食べていると、腸内細菌が増え、免疫力が高まり、結果的に長生きになります**。

また、世界の長寿地域として有名なカフカス地方にあるグルジアでは、一日三食、ヨーグルトを食べます。乳酸菌がつくる酸は、ストレスなどで乱れた腸内細菌のバランスを整え、免疫増強につながります。

私は以前、東京農業大学の小泉武夫名誉教授との対談で『カイチュウ博士と発酵仮面の「腸」健康法』（中経出版）という本を出版しました。小泉先生のおすすめの発酵食品の一つは、テンペ。対談中に私もおいしくごちそうになりました。

テンペは煮た大豆をクモノスカビで発酵させたものです。これを常食するジャワ島周辺の人たちは、くも膜下出血や脳溢血が少ないことで知られています。テンペも非常に強力な抗酸化作用を持つ食品の一つです。

◎——和食が日本の平均寿命を延ばしていた

「生きた菌」でなくても腸に効く！

「生きた細菌類」をとり入れて、腸内フローラを理想の環境に導こうという方法を、プロバイオティクスといいます。最近話題の健康法で、乳製品のメーカーがさかんに宣伝していますから、耳にした人も多いでしょう。

生きた乳酸菌やビフィズス菌の入ったヨーグルトや乳酸飲料を食して、腸内の乳酸菌やビフィズス菌を増やし、腸内バランスを整えようというものです。発酵食品をとることも、プロバイオティクスの実践になります。

しかし、腸内細菌によい微生物を積極的にとっても、その菌がそのまま腸に棲むとは限りません。ヤクルト本社は腸まで届くビフィズス菌を発見していますが、**乳酸菌やビフィズス菌の大部分は胃酸に弱く、胃で死んでしまう菌が少なくありません。**

だからといって、乳酸菌やビフィズス菌を含む食品を食べることが、健康に役立たないわけではありません。乳酸菌やビフィズス菌が腸に届く前に死んでしまったとしても、**細菌類が棲んでいた溶液が腸に届くだけで、腸にいる善玉菌が増えるからです**。

この考えをプレバイオティクスと呼びます。乳酸菌やビフィズス菌の棲んでいた溶液は、腸にいる善玉菌のエサになります。善玉菌のエサになる物質を積極的にとって、腸内バランスを整えようという健康法です。また、オリゴ糖や糖アルコール、水溶性食物繊維、プロピオン酸菌による乳清発酵物などを使えば、善玉菌を増やすことができます。

オリゴ糖は熱に強く、胃酸や消化酵素によって分解されず、腸まで届きやすい特性を持っています。日本栄養・食糧学会の調査によれば、オリゴ糖を飲んで腸内細菌叢《そう》の変化を見ると、摂取前は18％だったビフィズス菌が、一週間後には40％、二週間後には46％にまで増殖しました。ところが、摂取をやめると、わずか一週間で前の数値にほぼ戻ってしまいました。腸内細菌のエサは、一時的にとればよいわけではなく、**毎日とり続けることが、腸内フローラをい**

つも整えておく最良の方法となります。

さらに最近では、プロバイオティクスとプレバイオティクスを組み合わせたシンバイオティクスもさかんになっています。両者を一緒に実践することで善玉菌を増やし、腸内バランスを整えることで、健康維持と増進をより積極的に達成させることができます。

◎——いっぺんにたくさんとるより毎日食べる

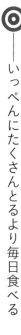

「焼きバナナ」は腸内細菌も喜ぶスイーツ

オリゴ糖をとると、腸内ではそれをエサにするビフィズス菌が増え、悪玉菌は減ります。オリゴ糖は、大豆、玉ネギ、ゴボウ、にんにく、トウモロコシ、バナナ、ハチミツなどに豊富に含まれます。これらを使った食品を日々食べ続けていると、自ずと腸内フローラは整ってきます。

私のおすすめの一品は、焼きバナナです。**バナナに含まれるオリゴ糖は、焼くことによって増える特性があります**。また、バナナの食物繊維が排便力を高めてくれます。

つくり方は簡単です。オーブントースターにバナナを皮ごと入れ、皮が黒くなるまで焼くだけです。あまくて、トロ〜リとして絶品です。食品添加物も精製した砂糖も含まない、完全無添加のスイーツです。

また、善玉菌を増やす栄養素には、糖アルコールもあります。糖アルコールとは、糖質甘味料に分類されるもので、**キシリトール、ソルビトール、マンニトール**があります。

これらの糖アルコールの特性は、胃や腸で消化・吸収されにくいので、メインエンジンがミトコンドリア系にうつった50歳以降の人にも適した甘味料です。**砂糖に比べてカロリー値が二分の一から三分の一というメリットも大きいでしょう**。

多くのダイエット食品には、甘味料としてこれらの糖アルコールが使われています。ただし、大量にとると下痢をしやすくなる心配があります。そのため、人工甘味料よりも、食品から自然な形で糖アルコールをとってほしいと思います。

糖アルコールは、野菜や果物にも豊富に含まれます。たとえば、キシリトールはイチゴ、カリフラワー、ほうれんそう、玉ねぎ、にんじん、レタス、バナナに含まれます。ソルビトールはリンゴやナシに、マンニトールは昆布に豊富です。それらの食品を積極的に食卓にのせることも、善玉菌を増やす良策です。

便秘がちで硬いコロコロ便が出るときには、さつまいもとリンゴの重ね煮を試してみてください。皮ごと薄切りにしたリンゴとさつまいもを鍋に交互に重ねていき、レーズンを適量加えて、シナモンをふります。ここにひたひたの水を加えて弱火でゆっくり煮ればできあがりです。

糖アルコールと食物繊維を同時にとれ、便秘解消には最適のスイーツです。

◎——糖アルコールは腸内細菌を増やす

「防腐剤」は腸内細菌にとっても毒

ここまでは、腸内細菌が喜ぶ食品を紹介してきましたが、次に腸内細菌が嫌う食品もお話ししましょう。

それは、保存料などの食品添加物です。日本人の腸内細菌が減少しているのは、**食品添加物の入った食品の食べ過ぎ**が背景にあると、私は考えています。

食品添加物のとり過ぎは、日本人の健康を考えるうえで深刻な問題です。ところが、私がこの問題に触れると、必ずといってよいほど、食品会社などから、次のような苦情がきます。「食品中の保存料は人間に摂取された時点で、他の食べ物や体内の水分により薄められ、さらに消化酵素によって分離されます。腸内細菌の数は食品中の細菌数よりはるかに膨大であり、腸内細菌の数を減らすほどの高濃度の保存料が腸に到達するような食生活は、ありえません」という反論です。

反論のとおり、保存料など食品添加物入りの食品を多くとっていると、腸内細菌が明らかに減るというデータは報告されていません。しかし、データを見ずとも糞便を見れば、答えは明らかです。

食品添加物を含む食品を頻繁に食べている人の糞便は、決まって少なく、貧弱です。人の糞便の半分は、腸内細菌やその死骸です。ウンチが小さいということは、腸内細菌の数が少なく、働きも悪いことを表しているのです。

たとえば、最もポピュラーな食品添加物の一つに、ソルビン酸があります。ソルビン酸は、食品の腐敗の進行を止める保存料です。ハムやソーセージ、かまぼこなどの練り製品、パン、チーズ、ケーキ、ケチャップ、お菓子類にまで、食品工場で大量生産される広範囲の加工食品に、ソルビン酸は加えられています。

青山学院大学の福岡伸一教授は、このソルビン酸を使って実験を行っています。その結果によれば、食品を腐敗させる細菌を寒天に入れ、ソルビン酸を0.3％添加した培養液に入れると、腐敗菌はまったく増殖しませんでした。**ソル**

ビン酸の入った食品を食べると、これと同様のことが腸内細菌にも起こるだろうと予測できます。

ソルビン酸は、種類によって1キログラム当たり0・05～3グラムの添加が認められています。

◎——保存料や防腐剤は腸内細菌の増加を抑制する

「ゴキブリも食べないもの」を好む現代人

ソルビン酸を例に、食品添加物が腸内細菌に与える影響を述べましたが、他の保存料でも同じです。確かに日本では、国が安全性を認めた食品添加物しか使ってはいけないことになっています。

しかし、38億年という人類の進化の過程において、食品添加物という化学合成された物質が体内に頻繁に入ってくるようになったのは、わずか約50年に過ぎません。人間の体にとって化学物質が入ってくることは、とても不自然なことなのです。

そもそも、**「腐らないもの」を食べること自体が、不自然なこと**です。生きた食べ物は、命が断たれた瞬間から劣化が始まります。だからこそ食べ物は鮮度が重要であり、鮮度の高いものを食べると、人の生命力はみなぎるのです。

ところが近年は、自然の食べ物でないものばかりが出回っています。添加物や防腐剤で腐らないよう加工した食品は、自然の食べ物とはとても呼べないでしょう。

私は、これまで多くの珍食・奇食を食べてきました。たとえば、中国の広東では、ゴキブリをザーッと揚げたものを食べました。香ばしくて、パリパリしてとてもおいしいものです。

原始時代、二足歩行を始めたばかりの初期の人間が、最もよく食べていたものはゴキブリです。虫は最大のタンパク源でした。なかでもゴキブリは、カルシウムやビタミンも豊富です。私たちの祖先の一番の好物は、ゴキブリだったのです。

ひるがえって現代は、ゴキブリでも食べない食品を、人間が「おいしい」といって食べています。たとえばマーガリンなどは放置しておいても、ゴキブリは食べません。また、ショートニングで揚げたフライドポテトは、カビさえ生えません。現代人が食べている、食品添加物を使った腐らない食べ物こそ、私にいわせれば、ゲテモノ食いです。

化学的につくられた物質が入ってくると、体はどうなるでしょうか。第2章で私たち日本人の免疫機能は、1万年前の縄文人と変わりがないと述べました。

免疫機能は、見知らぬ異物が体内に入ってくると、それを敵とみなし、活性酸素を放出させます。活性酸素は、テロメアを短縮させます。日常的にゲテモノ食いをしている人は、日々、テロメアの短縮を自ら進めることになるのです。

◎――カビも生えない食品には問題がある

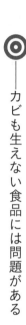

「落ちたものを食べて丈夫になった」私の世代

日本人の腸は、60歳を過ぎたあたりから働きが鈍くなります。

それまで、ビフィズス菌や乳酸菌などの善玉菌が優勢だった腸内フローラが、悪玉菌に覆われ、バランスが逆転します。こうなると、免疫力も弱まり、さまざまな病気を起こしやすくなります。

最近では、20代ですでに悪玉菌が優勢になり、腸の老化が進んでいる人も多くなっています。外見や精神面は幼く見えるのに、感染症や心の病になりやすい学生を私も大勢見てきました。**腸年齢が老いているせいで、ドーパミンやセロトニンなどの幸せ物質が不足し、免疫力も落ちてしまっている**のです。

自慢をさせていただくならば、私は、腸年齢では今の若者には負けない自信があります。夏に、インドネシアのカリマンタン島へ医療調査に行き、現地のものを食べ、現地の水を飲んでも下痢にもなりません。海外に出かければ、必ず現地の伝統食をパクパク食べます。昆虫も、ワニなどの爬虫類も、動物の脳も、いろんなものを食べてきました。

私の腸が丈夫なのは、**子どもの頃に土壌菌をたくさんとっていたから**です。食糧難の時代に育っていますから、遊びといえば、野山に食べられるものを探しにいくことでした。

田んぼのドジョウやタニシがおやつがわりでしたし、カエルやヘビも食べました。ヘビは非常に臭いのですが、おなかがすけば、やっぱり捕まえて食べました。ウナギもナマズも、捕まえるのは大変で、川底に這いつくばって追いかけました。そうして生き物を捕まえては仲間で火をおこして食べ、一日中、野山を走り回って遊んでいました。

今の70代以降の人は体が強いといわれるのは、誰もが少なからずこうした体験をし、腸に土壌菌をたくさん入れていたからでしょう。きれいにパッケージされた、菌一ついないおやつではなく、**土壌菌がたっぷりついた生物をたくさん食べていた**のです。

私は今も、土壌菌を毎日とっています。わずか1グラムの土の中には、数億個もの微生物が棲んでいます。それと同じような土壌菌が、大豆を発酵させたある製品に含まれていることがわかりました。それをカプセルにしたものを一日一錠飲んでいます。（マメビオ……0120-160-312）

おかげで私の腸内細菌は元気いっぱい。病気をすることもなく、毎日パワー全開で飛び回れるのは、毎日の土壌菌が腸内細菌たちを刺激してくれているからなのでしょう。

◎——土壌菌は健康にいい！

「清潔」にするほど免疫が落ちる？

現代日本では、昔はなかった難病に苦しめられる人たちが、急激に増えています。その代表が、花粉症やアトピー性皮膚炎、気管支喘息などのアレルギー性疾患です。そして、関節リウマチや全身性エリテマトーデスなどの自己免疫疾患も多くなっています。

アレルギーや自己免疫疾患は、「免疫機能が過剰に働いて起こる」とよく説明されますが、実際はそうではありません。免疫機能を十分に働かせられない清潔すぎる環境が、闘うべき敵を見失わせ、免疫力を低下させている結果だと、私は考えています。だからこそ、卵や牛乳などの本来は体に害のない物質にアレルギー反応を示したり、自己と非自己の区別がつかなくなって自らの細胞を攻撃して、自己免疫疾患を起こすのでしょう。

アレルギー性疾患の急増は、欧米でも問題になっています。

欧米では、「衛生環境説」を支持する報告が増えています。**アレルギー体質になる原因は、「乳幼児期に風邪などの感染症にかかる機会が減ったことにある」**とする学説です。

菌にさらされる機会が減った免疫機能は弱体化して闘うべき敵を見誤り、体に無害な物質を攻撃して、アレルギー症状を引き起こす子どもを増やしているのです。

なぜ、こんなことが起こっているのでしょうか。最大の要因は、清潔すぎる社会環境にあります。潔癖症といえるまでの清潔志向が、薬品によって身の回りの細菌を排除し、**免疫機能を鍛える機会を奪ってしまっている**のです。その背景には、細菌を敵視することによって売り上げを伸ばそうとする、メーカーによるコマーシャリズムがあります。みなさんも、「除菌グッズ」や「洗剤」などの広告を見ない日は一日としてないはずです。

本当は、私たちの周りにはそれほど怖い菌はいません。むしろ、よいことをしてくれる菌のほうがたくさんいます。「キタナイ」の代名詞ともなっている大腸菌だって、すべての人の腸に棲み、大事な働きをしていることを、みなさんはもう知っているでしょう。

病原菌も健康に欠かせない大事な菌も、すべて悪い物と見なして排除してしまうのが、現代の抗菌・除菌グッズです。**手洗いに薬用石鹸は必要ありません。**昔ながらの固形石鹸で十分です。食卓や台所をアルコール除菌するのも無意味なことです。

私たちの健康に必要なのは、身の回りにいる細菌を大事にすることであって、化学薬品で排除することは逆効果にしかならないのです。

◎——細菌に触れていないとアレルギーになる

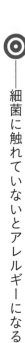

「O—157」は清潔な場所でしか生きられない

みなさんが殺菌・抗菌に走る最大の理由は、近年、恐ろしい食中毒菌が増えているからでしょう。毎年、食中毒により多くの命が奪われています。

みなさんもよく知っているO—157は、大腸菌の変種です。大腸菌は悪玉菌と呼ばれ、悪者扱いされがちです。しかし、大腸菌は、O—157などの病原菌が腸に入ってくると、いち早くそれを察知し退治するという、腸内の番兵のような役割を担っています。

ところが日本では、ウンチに大量に含まれる大腸菌を汚い菌として汚染の指標とし、食中毒の元凶のように未だに扱っています。こうした風潮の発端は、江戸や明治の頃、「東京湾の水は汚れていて大腸菌が見つかった。おそらく、コレラ菌や赤痢菌もいるかもしれない」と、コレラ菌や赤痢菌など有害な病原菌と同列に並べられたことにあります。そんな誤解からたどりついた先が、現在の殺菌・抗菌に精を出す日本です。

しかし、これは大きな過ちでした。細菌も生き物です。人が抗生物質や殺菌剤で一掃しようと取り組むたびに、いじめられ続けた細菌たちはより強い子孫を残そうと、耐性菌を生み続けました。**薬や殺菌剤では死なない菌が着々とその数を増やしています**。それが今、社会問題になっているのです。

また、大腸菌は約200種もの変種を生み出しました。その多くは、生き延びるために強い毒性を持っています。この157番目に生まれたのがO―157です。数年前に起きたユッケ集団食中毒の原因菌O―111も大腸菌の変種です。

しかし、O―157もO―111も実態はヤワな菌なのです。O―157は、菌のエネルギーを100とすれば、70を毒素の産出に使うため、生きる力は30しかありません。種々雑多な菌の棲む場所では、他の菌に負けて排除されてしまうような、生命力の弱い菌なのです。

それを証拠に、自然が豊かで、さまざまな菌とともに生きる途上国には、O

―157がほとんど存在しません。O―157が猛威を振るうのは、**先進国の学校や幼稚園、レストランの厨房など、隅々まで除菌してある、細菌ゼロを目指す場所**です。

雑多な菌がいない場所では、生命力の弱い菌も、わがもの顔で増殖できてしまうのです。身の回りの菌を排除しようとする行為は、結局、自分の健康を脅かす危険性を高めることに早く気づいてください。

◎――清潔な場所では、単一の食中毒菌が繁殖しやすい

免疫の30％は心が決めている

腸年齢が若い人は、長生きできます。沖縄県と山梨県棡原村《ゆずりはらむら》（現・上野原市）は、長寿地域として有名です。

理化学研究所の辨野義己《べんのよしみ》博士と東京大学の光岡知足《みつおかともたり》名誉教授の調査によれば、この両地域の高齢者の腸内年齢は、東京都の高齢者に比べて若いことがわかりました。たとえば、沖縄県の高齢者の腸内細菌は、東京都の高齢者に比べてビフィズス菌がおよそ10倍も多く、悪玉菌の一種であるウェルシュ菌は１００分の１ほどしかいませんでした。**腸年齢が若いと、人は長生きするのです。**

それは、腸が免疫の70％をつかさどっているからです。免疫力が高い人は病気をしにくいですから、いつでも元気はつらつとしています。一方、免疫力が弱い人は病気にかかりやすいばかりでなく、病気のたびに活性酸素が発生して、テロメアを短くしてしまいます。

ただし、免疫は腸だけで決まるわけではありません。**免疫の残り30％を決めているのは、心です**。気持ちのあり方です。

私は２０１１年に新潮選書から『こころの免疫学』という本を出しました。腸と心と免疫の関係をつぶさに示し、免疫が心の状態にどのように関わっているのか、どうすれば心の病を回復できるか、心を健康に保つにはどうすればよいのかを記した本です。

現在、私たちは一人ひとりが激しい競争にさらされ、労働力を消費し、心身が疲弊する時代を生きています。自殺者数は１９９８年から14年連続して年間三万人を超え、うつ病の患者数は２００８年に百万人を超えました。通り魔事件や虐待事件など、悲惨なニュースが連日のように報道されています。

なぜ、このようなつらく息苦しい状況に社会は置かれているのでしょうか。

その要因は、**日本人の「心の免疫力」が全体的に低下している**からだと私は感じています。

この状況は、人間が本来持っている「心の回復力」を引き出さずには打開できず、そのためには新たなパラダイムを築く必要があるのでしょう。

そのパラダイムこそが、腸と心の関係性を見つめて、免疫力を相対的に高めていく方法です。心の免疫力を高めるには、腸を見る必要があるのです。

◎――腸年齢と心の健康と寿命は関係している

「一日10時間以上寝ている人」は早死にする

なぜ、腸を見つめることが、心の免疫力を高めることになるのでしょうか。

それは、心の状態を決めるドーパミンやセロトニンなどの脳内物質は、腸内細菌によって前駆体がつくられ、脳に送られているからです。

また、**精神的ストレスを負うと、NK細胞の働きは著しく落ちます。**NK細胞とは免疫細胞の一つであり、体内の異常をいち早く察知して、攻撃を開始する細胞です。がん細胞を見つけて攻撃するのも、NK細胞の働きです。

「病は気から」とはよくいわれますが、確かにそのとおりで、心が意欲に満ちている状態のときには、NK細胞は思う存分に働きだして、病気にかからなくなります。

つまり、腸年齢が若い人は脳に幸せ物質が満ちていて、心のありようも若々しくなります。心が若々しい人は、免疫力が高まります。三者がうまく連携して機能すれば、心身の状態はどんどん向上するのです。

心の状態を高めるには、努めて何かに打ち込むことです。定年後、「これまで懸命に働いてきたのだから、しばらくはのんびり過ごそう」と決め込んだとたんに、病に倒れる人が多いのは、気力がしぼんだことにより、三者の連携がうまくいかなくなったからです。

ある統計によれば、**早死にする確率は、生きがいを持たずに一日10時間以上寝ている人や、テレビを3時間以上見ている人に高くなるようです。**

私は本書にて125歳まで元気に生きる方法をお伝えしてきました。心の状態をよくするよう努めることは、その総仕上げです。

本書の読者の方々は、50歳以上の方が多いでしょう。定年後に何をするのかは、定年になる前にある程度の道筋をつくっておくとよいと思います。すでに退職され、引きこもりがちな方がいれば、なんでもよいので、今から生きがい探しに努めてください。

どんな新米も、3年たてば一人前です。10年経験を積めば、ベテランです。

人生125年と思えば、なんでもできそうな気がしてくるでしょう。
人生、まだまだこれからです。
何かを始めるのに遅すぎることはないのです。

◎——暇な時間を持てあまさない

「40歳過ぎで離婚した男性」はがんになりやすい

生きがいを持った人は長生きできます。趣味でもよいし、ボランティアでもよいのです。**楽しい、嬉しい、おもしろいと感じることをしましょう。**地域に出て行って、自治会の委員を務めたり、学校や病院でボランティアをしたり、人手が欲しい場所はいくらでもあります。人の役に立つことをすれば、感謝されます。感謝されれば、心がほっこり温まるでしょう。その心が温まる感覚が、やりがいになり生きる力になっていきます。

また、家庭においても、男性は家長を気取っていてはだめです。**40歳を過ぎて離婚した男性は、がんになりやすいという統計があります。**

熟年離婚は、男性の寿命を10年縮めると考えてください。ご自身の長寿のためには、努めてでも、奥さんに感謝の気持ちを伝えることです。

私の弟も、バツイチでした。静岡市立静岡病院の整形外科の部長をしており、忙しいため、食事は電子レンジでチンする食べ物ばかりです。チンする食べ物は、いつでも好きなときに、好きなものを、好きなだけ食べられるという利点があります。その便利さを支えているのは、保存料や防腐剤などの食品添加物です。そうしたものばかり食べていると腸内細菌が激減し、免疫の働きが悪くなります。

私は弟に会うたびに、「おまえね、ちょっとは手づくりの料理を食べないとがんになりやすくなるよ」と注意していたのですが、忙しい一人暮らしの耳に兄の心は届かず、がんで死んでしまいました。

奥さんに先立たれた男性にも、この傾向は強く表れます。奥さんに先に逝かれると、夫は3年以内に亡くなる人が多くなります。

その点、女性は違います。熟年離婚しようと、夫に先立たれようと、寿命に変化は起こりません。むしろ、「目の上のたんこぶがなくなった」と若返り、はつらつと人生を楽しまれる人も少なくないでしょう。

女性は隣に男性がいなくても、免疫力にかかわりありません。しかし男性は、隣にパートナーがいなくなると、免疫力が落ちるタイプの人が多いのです。

男性が長生きするには、パートナーの存在が大事です。

私も自慢できるほどのおしどり夫婦ではないので、えらそうなことはいえませんが、これはまぎれもない事実です。

◎――パートナーへの感謝が自分の寿命を決めると自覚する

「飲める人」に休肝日は必要なし！

ストレスを発散する方法の一つに、お酒があります。お酒は飲み方しだいで、功にもなれば、罪にもなります。

お酒は、飲める人と飲めない人がいます。その違いは、酵素の違いです。わかりやすく説明してみましょう。

両親がお酒の分解酵素を一つずつ持っていたとします。両親から酵素を一つもゆずり受けなかった人は、お酒を一滴も飲めません。いわゆる下戸の人です。こうした人は、お酒でストレスを解消することはできません。宴会の場にいても、無理して飲むことがストレスになりますから、笑顔で断り、会話だけ楽しむようにしましょう。

片親からしか酵素を受け取らなかった人は、ビールを一杯飲んだだけで真っ赤になってしまいます。飲める酵素を一つしか持たない人は、自分で飲みたいときに限って飲むようにしましょう。**つきあい上、お酒を飲まなければいけないと顔を真っ赤にしながら飲んでいると、免疫力が落ち、がんになりやすくなります。**無理は禁物です。

両親から一つずつ飲める酵素を受け取った人は、**飲まないよりも飲んだほうが、免疫力は上がります。**お酒を飲むことが、本当に楽しい人です。そうした人に休肝日は必要ありません。お酒を休むことが、かえってその人にとってのストレスとなるからです。

ただし、お酒の飲み方には条件が二つあります。一つは、気の合う人と楽しく飲むことです。お酒を飲める人も、嫌な人と飲むと免疫が下がります。私も飲める口で、よく飲みに誘われます。でも、嫌いな相手とは「田舎の父の葬式があるので行けません」と見え透いたいい訳をつくってでも断ります。それが自分の免疫のためだからです。そうして、お酒は好きな相手とだけ飲むようにしています。

もう一つはお酒の量です。昔から「酒と女は二合（号）まで」といいますが、お酒は二合までが免疫力を上げる酒量です。二合までは、免疫がグーッと上がっていきます。

ところが、**二合を過ぎるとグーッと下がってきます**。「今日だけは特別」と二合以上飲んでしまうと、テロメアの短縮を早めることになります。いくらお酒を飲める人でも、飲み過ぎれば命を縮めるもとになりますから気をつけましょう。

◎――自分が飲みたいときに、飲みたい相手と、二合まで

ストイックに生活しても、免疫は上がらない

免疫力を高めるためには、イメージトレーニングも非常に有効です。

私は、参加者に30分間目を閉じてもらって、沖縄のサンゴ礁を想像してもらうというイメージトレーニングの実験をしたことがあります。

「サンゴ礁がきれいですね。熱帯魚が気持ちよさそうに泳いでいますね」といって、沖縄のサンゴ礁を30分間イメージしてもらうだけで、全員のNK細胞活性は上昇しました。

ぜひ、みなさんもやってみてください。一日数分間でよいでしょう。目を閉じ、楽しいことを思い浮かべる時間を毎日持つだけで、NK細胞の働きはよくなります。

実際に沖縄旅行をするとなれば準備も大変ですが、イメージの世界であれば、一瞬にして沖縄の海に飛ぶことができます。そうして、美しいサンゴのテ

ーブルと、そこで戯れる色鮮やかな魚たちを想像してみてください。心が楽しい気分になってくるでしょう。**心が楽しんでいるとき、NK細胞活性も上昇しています**。

イメージする内容は、楽しい気分になれることならばどんなことでもいいでしょう。「今日は、あの場所をイメージしてみよう」と決め、連想を繰り広げてみてください。

「楽しい」という思いは、免疫力を高めます。多くを気まじめに考えて、ストイックになり過ぎないことです。陽気にご機嫌に、自分の好きなことを中心に暮らしている人のほうがストレスは少なく、NK細胞の活性も高く保てます。

50歳を過ぎてからの人生は、さまざまなことが一段落し、自分の時間が多くなるでしょう。

ミトコンドリアやテロメア、腸内細菌のことを考えれば、飲み過ぎ食べ過ぎはいけません。ですが、**ストイックに禁欲生活を続けていれば、長生きできるわけでもありません**。

お酒もお肉も多少はたしなみ、人生を楽しむ心を忘れないことが、125歳まで元気はつらつと生きる心得だと、私は今日も人生を楽しんでいます。

◎——陽気にご機嫌に人生を楽しむ気持ちが老いない秘訣

おわりに——文庫化にあたって

足るを知り、今を大切に生きれば、人生は何歳になっても楽しい

四年前出版した『50歳からは炭水化物をやめなさい』は大変好評でお陰様で15万部近いベストセラーになりました。しかし、この四年間で腸内細菌をとりまく環境は激変しました。近年の遺伝子研究やコンピューターの発達を受けて、腸内細菌の大規模な遺伝子解析が行われたことが一つのきっかけでした。

また、2015年春NHKスペシャルで「腸内フローラを整えれば、がんやうつ病だけでなく、自閉症や認知症まで改善できる」という番組が放映されたことで、腸内細菌を強く意識する人が増えてきたのです。したがって、本書の文庫化にあたって、最近の研究による新しい知見に基づいて、本書を一部修正し、追加することになりました。

最近の腸内細菌の研究でわかったことは、私たちの腸内細菌の大部分を占める日和見菌は私たちの周辺にごく普通に存在している「土壌菌」だったということです。

たとえば、双子でも、育てられた環境によって、腸内細菌の種類や数が違うのです。お母さんに育てられた赤ちゃんは、お母さんの腸内細菌と、育った場所の土壌菌と似た腸内細菌になり、お父さんに育てられた赤ちゃんの腸内細菌はお父さんの腸内細菌と、育った場所の土壌菌と似た腸内細菌になるということです。

ところで、私たちの免疫機能は、雑多な菌にさらされることによって鍛えられ、腸内細菌の数もバランスも豊かに育まれます。人間は、身の回りにいるさまざまな生命と共生することによって、自らもまた健康であり続けられる地上の一生物です。それなのに、日本人は、細菌や寄生虫、ダニやハエなど、汚くて臭くて気持ちの悪いものの存在を許さない「キレイ社会」を築き上げました。抗菌・除菌に精を出して他生命を排除し、大事な共生を自ら断ち切ろうとしています。

結果、日本人の体と心の免疫力は、総じて低下しました。

「山川草木《さんせんそうもく》国土《こくど》悉皆《しっかい》成仏《じょうぶつ》」

私の大好きな言葉です。山も、川も、草も、木も、みんな生きているものには意味があります。これは、かつての日本人は誰もが持っていた心情です。私たちの身の回りにいる生物はみな、地球に存在の意味を認められている生命なのです。

年をとり、健康に自信がなくなってくると、生きていることに不安定な要素を多く感じるようになります。しかし、「足るを知る」ことさえ知っていれば、食べていくことはできます。先のことばかり考えるから不安になるのであり、「現在を大切に生きる」気持ちを忘れなければ、今が楽しくなります。自分の中に存在しているミトコンドリアとテロメアと長寿遺伝子と腸内細菌を慈しみながら生きていると、周りの微生物にもおおらかになれ、心も体も健康を保てるようになってきます。そうなれば、生きることはとたんに楽になります。

人生125年とすれば、50歳はまだまだこれからです。75歳を過ぎた私は、今が青春とばかりに、人生ますます楽しく、幸せになっています。恋もちょっぴりします。好奇心の火も消しません。あるがままに生きます。自分を大事にして、嫌なことはやりません。そうして今も、日本人みんなが嫌う寄生虫や細菌やウンチの研究に没頭しています。どんな嫌われ者に対しても、どんなに微小な生物に対しても、常に好奇心を持って接し続ければ、自分にしかできない道は必ず開かれます。

125年の人生と考えれば、自分にしかできないどんな世界をも築き上げられる気がしてくるのです。

最後に、「125歳まで元気はつらつと生きるための藤田式長寿食のススメ（50歳以上用）」をまとめて本書を終えましょう。この十箇条が本書の読者となってくださった方々のご長寿に役立つことを信じています。

125歳まではつらつと生きるための藤田式長寿食のススメ（50歳以上用）

1　50歳を過ぎたら、白米や甘い物は食べない
2　色が濃く、香りの強い野菜をたっぷりと
3　食べ過ぎ・飲み過ぎはテロメアを縮める
4　一口30回よく噛んでゆっくり食べる
5　具たっぷりの味噌汁は長寿パワー食
6　生の水が病・ボケ・老いを防ぐ
7　食品添加物にまみれた食品は慎むべし
8　週に2～3回は肉を食べよう
9　でっかいウンチをしよう
10　生きがいを持って、努めてでもおおらかに暮らそう

この十箇条の項目を忘れずに毎日実行していただくと、間違いなく125歳まで元気で生きられると私は確信しています。

そして、本書の最後の最後に、白井麻紀子さんと高田幸絵さんのお二人に感謝の意を表したいと思います。膨大な資料を整理してわかりやすくまとめてくださったお二人の協力がなければ、本書は世に出せなかったものと深く感謝する次第です。

２０１６年　一月

著者記す

◎水の購入先一覧

●軟水

水の名前	会社名	購入先電話番号
からだにうるおうアルカリ天然水	株式会社ケイ・エフ・ジー	全国セブン-イレブンにて販売中
クリティア	株式会社ウォーターダイレクト	0570・032・117
リシリア	株式会社利尻名水ファクトリィ	0120・888・539
龍泉洞の水	株式会社岩泉産業開発	0194・22・4432

●硬水

水の名前	会社名	購入先電話番号
ドクター・シリカ・ウォーター	株式会社リフレコーポレーション	0120・947・532
四国カルスト天然水ぞっこん	株式会社ぞっこん四国	0120・59・2550
命の硬水	有限会社明日香	0598・45・0120
マグナ1800	株式会社長湯温泉マグナ	0120・65・3611

本書は、2012年に小社から刊行された『50歳からは炭水化物をやめなさい』を加筆修正して文庫化したものです。

藤田紘一郎
（ふじた・こういちろう）

1939年、中国東北部（満州）に生まれる。東京医科歯科大学医学部を卒業し、東京大学大学院医学系研究科博士課程を修了。医学博士。金沢医科大学教授、長崎大学医学部教授を経て、東京医科歯科大学大学院教授を経て、現在は同大学名誉教授。1983年に寄生虫体内のアレルゲン発見で小泉賞を受賞。2000年にヒトATLウイルス伝染経路などで日本文化振興会社会文化賞および国際文化栄誉賞を受賞。
主な著書に『「腸にいいこと」だけをやりなさい！』（毎日新聞出版）、『アレルギーの9割は腸で治る！』『子どもをアレルギーから守る本』（だいわ文庫）、『一生太らない体をつくる腸健康法』『「大人のアレルギー」は腸で治す』（小社）などがある。

だいわ文庫

50歳《さい》からは炭水化物《たんすいかぶつ》をやめなさい

病《や》まない・ボケない・老《お》いない腸健康法《ちょうけんこうほう》

著者　藤田《ふじた》紘一郎《こういちろう》

二〇一六年一月一五日第一刷発行
二〇一七年七月一日第一三刷発行

発行者　佐藤 靖
発行所　大和《だいわ》書房
東京都文京区関口一－三三－四　〒一一二－〇〇一四
電話 〇三－三二〇三－四五一一

編集協力　高田幸絵
フォーマットデザイン　鈴木成一デザイン室
本文デザイン　福田和雄（FUKUDA DESIGN）
本文印刷　シナノ
カバー印刷　山一印刷
製本　小泉製本

ISBN978-4-479-30570-5
乱丁本・落丁本はお取り替えいたします。
http://www.daiwashobo.co.jp